Important Tips for Medical Presentations

スターのプレゼン極意を伝授！

新見 正則 公益財団法人愛世会理事長
千福 貞博 センプククリニック院長
坂﨑 弘美 さかざきこどもクリニック院長

株式会社 新興医学出版社

by Expert Speakers

Important Tips for Medical Presentations by Expert Speakers

Masanori Niimi, MD, DPhil, FACS
Sadahiro Sempuku, MD, PhD
Hiromi Sakazaki, MD

SHINKOH IGAKU SHUPPANSHA CO. LTD., TOKYO.
Printed & bound in Japan

推薦の言葉

相手に興味をもってもらうように話すことはとてもむずかしい。ましてや自分よりも先輩の先生方を相手にしたプレゼンテーションでは緊張とプレッシャーが相当にかかるものです。本気のプレゼンテーションに挑もうとするとき、秘策はあるのでしょうか。今回、いつも大人気セミナーを行っていらっしゃる3名の先生がその極意を教えてくださいました。

以前は毎週のように講演会を行っておられた新見正則先生は、どのように相手の心をつかんだらよいか、そもそも相手を説得する前に自分自身を説得できているのか問いかけます。続く坂﨑弘美先生は、情熱をもった講演会の準備とはどんなものか細やかなポイントを説いています。締めの千福貞博先生は、スライド作成のテクニックと見せ方のコツを教えてくださいました。この3人の先生のアドバイスは、どれも実践的で、すぐに試せるワザばかりです。どんなプレゼンテーションにも役に立つでしょう。ちなみにわたしからの秘策は新見先生の冒頭に書かれていますのでご参考にしてください。

2020年3月　　日本東洋医学会元会長名誉会員　松田邦夫

目次

★発表が引き立つスライドテクニック……千福貞博

はじめに

漢方の講演会に行かれたことがありますか？　入門コースなどレベルに応じて、いろいろと開催されています。私は漢方を勉強し始めた頃、頻回にこれらに参加しました。その中で、寺澤捷年先生、秋葉哲生先生、広瀬滋之先生といった泰斗の講演を拝聴するのが大好きでした。なぜなら「わかりやすい、理解できる」と思うだけでなく、「うまい！　おもしろい！」という衝撃が走るからです。寺澤先生には「なぜご講演がお上手なのですか」と直接に質問したことがあります。すると、「落語だよ」と教えてくださいました。名人の落語を聞いて「間」の取り方を学ぶのだそうです。同様のことを新見正則先生が「沈黙」の効用として本書に記載されています。これは少しハイレベルなテクニックなのでしょうが、体得したいものです。

これらトップクラスの先生方に限らず、漢方演者のプレゼンテーション能力はかなり優秀であると思っています。仲間である坂﨑弘美先生の講演も定評のあるものですが、本書には彼女のさまざまな工夫が披露されており、「なるほど」と感心させられました。ただ、そこにあるテクニックを全部採用する必要はなく、自分のスタイルに合わせて利用すれば良いのではないかと考えています。ところで、坂崎先生がこのような工夫をしてプレゼンテーションする理由は何でしょうか？　これも新見先生が本書の中で「Ｗｈｙ」という言葉で回答をしてくださっています。要約すると、大半の漢方演者の講演がうまい理由は「一人でも多くの医師に漢方を使ってもらいたい」という**情熱**が根源にあるからなのです。「Ｈｏｗ」も大切ですが、その前に「Ｗｈｙ」がしっかりしていないとダメだというわけです。さて、僭越ながら、私の講演にもお褒めを頂くことがあります。アンケートなどに「スライドがわかりやすい」とよく記載してくださいます。漢方を広めるために、常にスライドの工夫をしているつもりです。そこで、「Ｈｏｗ」になりますが、私の部分ではスライド作りに特化して記載をさせて頂きました。スライドがうまくできあがると、自分の講演が見えてきます。そして、「自信」が生まれてきます。

この「はじめに」の締めくくりに夢を語ることにします。かつて、ＮＨＫのＥテレで『スーパープレゼンテーション』という英語学習の番組があり大好きでした。これは英語を学ぶだけではなく、その内容と「プレゼンテーション能力の巧みさ」が面白かったのです。講演の最後には聴衆がスタンディング・オベーションをしているシーンもありました。読者の皆様の講演がそんなことになれば、と著者一同で期待しています。

２０２０年２月　千福　貞博

自分を説得できる講演か？

新見正則

松田邦夫先生の教え

ツムラさんから講演の依頼を最初に受けたのは10年以上前です。血管外科の講演は当時も多数受けていましたが、漢方の講演会はまったくはじめての依頼でした。当時は漢方の世界がやっと見え始めた頃で、そんな漢方に対して若輩者の僕が漢方の講演会を引き受けて良いものかを、僕の漢方の師匠である松田邦夫先生に伺ってみたのです。答えは即答でした。

「ぜひ、受けなさい。あなたの勉強のために引き受けなさい」というご回答でした。

そして、ひとつだけヒントを下さいました。

「講演時間を守らない講演に勉強になるものはない」ということでした。このヒントを頂いた日から今日まで、講演時間は1分と違わないように終了するように心がけています。

その日から、いろいろな方の講演を会場で、またはDVDで見る時に講演時間に注意するようになりました。確かに講演時間を超えてもまったくおかまいなしに話し続ける講演で勉強になるものは皆無でした。むしろそんな講演のために貴重な時間を割いたことを後悔することが多々ありました。

僕はアップル社のMacBook AIRを使って講演を行います。そしてPower Pointの発表者ツールを使用します。こうすると前後のスライドや現在の時間が画面に表示されるので、安心して講演できます。そして、講演時間が20分を超えるようなものでは、「あと○○分お話しをしますね」と講演途中に聴衆に向けて、そして実は自分に向けて語るのです。そうすると聴衆にも「演者は終了時間をちゃんと意識して講演しているんだな」というメッセージが伝わるのです。そして集中力も維持されるのです。

そもそも、発表の最初に「今日は○○時△△分までお話しをして、○○時△△分から■■時●●分までご質問をお受けしますね」と言い添えておくのです。これが結構大切と思っています。

ともかくTTP

TTPってなにかわかりますか。わかる人はビジネス好きかと思います。「成功しているビジネスモデルをＴＴＰする」といった具合に使います。ＴＴＰは「徹底的にパクる」の略です。僕はある人の講演を徹底的にパクりました。10年以上前、凝り性の僕は、法律に夢中になっていたのです。別に弁護士を目指した訳ではないのですが、当時は３６５日24時間、血管外科医の生活を送っていて、常に緊急手術に備えていたのです。現在とは大違いの生活です。動脈瘤破裂や急性動脈閉塞などが対象疾患でした。こんな疾患は緊急手術なので、一歩間違えると弁護士の先生のお世話になりかねないのです。そこでちょっと法律を勉強してみようと思ったのです。そして司法試験予備校である伊藤塾の通信講座に50万円近くを支払って、憲法、刑法、民法、刑事訴訟法、民事訴訟法の勉強をしたのです。今から思うとこのときの1年間は本当に勉強になりました。50万円はまったく惜しくないお金でした。そして塾長の伊藤真という人に巡り会いました。彼の法律の講義は本当に明解で感激したのです。とくに憲法の講義は僕の一生の糧になっています。その講演方法が僕のＴＴＰのターゲットになったのです。インターネットで「伊藤真　憲法　動画」で検索すると、55分の動画「憲法ってなあに？」がすぐに探せると思います。これをＴＴＰしたのです。まずスキルの点では以下の3点です。これは誰でも今日からできます。完璧にできなくても、この3点を心がけて話すことはできますよね。

・時間通りに終わる
・ホワイトバックのスライド
・レーザーポインターは使用しない

ホワイトバックのスライド

時間通りに終わるという鉄則は松田邦夫先生の教えと同一です。次はホワイトバックのスライドです。僕も以前はスライドの背景はブルーかブラックでした。ところが、プロジェクターの性能が向上し、ホワイトバックでも十分に視認可能になりました。そして会場は可能な限り明るいほうが、聴衆が居眠りする危険が少ないのです。スライドには多くのことは記入しません。またフォントにも気を遣います。色使いも工夫します。そんな詳細なことは「伝わるデザイン」というサイトに詳しく書かれています。このサイトを見るだけで、すばらしい講演スライドの作成方法が身につきます。ぜひ、参考にしてください。

レーザーポインターは使用しない

これが実は相当大切です。そしてすぐに実行可能です。ところがこれができていない人が少なくないのです。レーザーポインターを常時オンにして、そしていつも癖のように、画面上でクルクル回している演者がいます。そして彼らはいつも聴衆に背を向けています。若い頃は動体視力がいいので、常時クルクル回されても特段問題はないのですが、老眼が気になる年齢になると目が疲れて、まったく画面を見たくなくなるのです。演者はこちらに背を向けて、かつ画面ではグルグルとレーザーポインターが回って、とても講演を楽しむ余裕はなくなります。「僕たちはトンボじゃないんだから、そんなにグルグル回すなよ！」という聴衆の思いも一切伝わることなく、講演は進んでいくのです。ともかくレーザーポインターを基本的には使用しないと心がけることが大切です。強調したいことがあればPower Pointにそこが強調されるように細工すべきです。Power Pointのアニメーションメニューなどを利用すればいくらでも工夫できます。そしてその場で、どうしても指すことが必要になれば、もちろんレーザーポインターを使用していいのです。この場限りと思って使用することを決して否定してはいないのです。そのときは、レーザーポインターをしっかりと手で固定することを心がけて使用すればいいのです。可能であれば、指し棒のほうが聴衆には優しいと思っています。つまり指し棒のほうが、レーザーポインターよりも移動速度が遅いからです。そんな点にも注意するとよりよい講演になると思っています。

講演の回数に勝る上達法はない

だれでも最初は、講演は上手ではないのです。ともかく数を重ねることがもっとも上達する方法です。ちょっとした会合の発表、宴会での自己紹介、結婚式でのスピーチ、学会での発表、講演などなど、人前で話す訓練を重ねることがなにより大切です。最初は何回も練習をするのです。ともかく時間通りに終了することを最大の目標にして、リハーサルを繰り返しましょう。

僕が最初に英語の講演をしたのはベニスの島でした。映画『ベニスに死す』の舞台になったリド島です。オックスフォードに行って3年目だったと記憶しています。20分の講演で座長は

Rolf M ZinkernagelとPolly Matzingerでした。Zinkernagelは、後にノーベル賞に輝きます。樹状細胞の国際学会で、会長は、こちらも後にノーベル賞を受賞するRalph M Steinmanでした。本当に緊張しました。毎日20分のスピーチの練習をしました。宿泊先のホテルでは、家内を聴衆に見立てて、そしてアイロン台を演台にして、何度も、何度も20分の講演をすべて記憶するまで練習したのです。でも結局はあまり上手く話せませんでした。しかし、とても勉強になったのです。英語で講演するときは、演台上に講演内容を書いた紙を置いて棒読みする人がいます。これでは講演は切り抜けることができても聴衆には伝わりません。やはり、すべて覚えるのです。でも忘れてしまうのですね。特に母国語でないときには突然に頭が真っ白になることがあります。そんな時のヒントは、スライドのどこかに、万が一忘れた場合に備えて、このスライドで話す内容のキーワードやフレーズを入れておくのです。そうすると安心して講演できます。よくネイティブの人のスライドを真似る人がいますが、それは多くは間違いです。母国語であればスライドがなくても聴衆に自分を主張できます。スライドに重きがないのです。英語が苦手なものにとってはスライドが生命線なのです。僕たちは、僕たちの英語のスピーチが伝わらなくても、スライドを見れば内容が聴衆にわかるようにして臨むべきです。そうすると、さらなる質問があるときは、講演終了後にゆっくりと聞きにきてくれますよ。

伊藤真さんの周到な準備

何度も、伊藤真さんの「憲法ってなあに？」を聴いて自分の講演の勉強をするのです。話の仕方、話の速度、間合い、目の動き、体の動き、手の使い方、服装などなどです。彼の話す速度は、最初は比較的ゆっくりですが、終盤に近づくに従って、速度が増してきます。畳みかけるように、機関銃のように話が連続します。また、彼は途中でジャケットを脱いで、ワイシャツ姿になります。彼はサスペンダーが好きなようで、ワイシャツにサスペンダー姿になるのです。僕は、伊藤真さんは暑がりなのだなと思っていました。しかしある時、愕然としたのです。伊藤真さんの本を読んでいて、なんと話の速度が終盤に向けて速くなるのも計算済み、そしてジャケットを脱ぐのも計算して脱いでいるとの記載があったのです。ジャケットを脱ぐと、そこで聴衆も一段落し、そして新たな世界に入るというメッセージになるのです。そこまで計算していることがわかって、またまた彼の講演を何度も聴き直しました。つまりすべてが計算されている講演だということです。本当に勉強になりました。そして、なにより勉強になるのは、その論理性です。つまり説得のストーリーです。これが実は講演の要なのですね。講演を聴いて、人が自然と説得されるかということです。伊藤真さんは改憲賛成派に護憲を訴えています。護憲の人に、それが正しいと訴えているのです。その論理的整合性は素晴らしいものがあります。漢方の講演は実はすごく難しいのです。なぜなら、漢方が効いているというエビデンスがないからです。漢方は他の薬剤とは異なり、歴史的に継続して使用されていることを根拠に、なんとか保険適用になりました。「明らかなエビデンスはないが、やっぱり漢方はすばらしいのだ」とどうやって漢方嫌いを説得するかが勝負なのです。考えた末やっと至った僕の結論は、「漢方を道具として使用して下さい」というフレーズです。「西洋医が西洋医学的治療で困っている時に、道具として漢方を使用して下さい」というメッセージなのです。なぜ漢方かと言われれば、西洋医学で行き詰まったときに、西洋医学以外の治療手段で、保険が有効なのは漢方しかないのです。ですから、「漢方が好きであろうが、嫌いであろうが、困ったらぜひ漢方を使用してみて下さい」というストーリーが僕が到達した誰をも納得させることができるものなのです。

講演会場で最終事前準備

講演会場では聴衆が入る前にチェックを行ったほうがいいですよ。まず、演台の位置です。多くの会場では、演者がスライドを見ながら話すことをあらかじめ想定して、演台は正面には向いていません。スクリーンに向きやすく演台が相当斜めに置かれているのです。僕はそんな演台を敢えてほぼ正面向きに変更します。通常スクリーンが真ん中なので、演台は左端か、右端に置かれます。左端と右端はどちらでも気にしません。演台が中央の真後ろの人に正対するように置くのです。僕は4時間以上の講演でも座ることはありません。ですから、スタンディング用の演台が希望です。演台にスタンドマイクを置きます。ピンマイクでもいいのですが、多くの会場で有線マイクがピンマイクよりも遙かに優れた集音性能があります。僕はマイクを持って話すことが嫌いです。持つという行為で片手が死ぬからです。両手が空いているほうが、遙かに感情を表現できます。ですから、有線マイクを演台上のスタンドにのせるのが好みなのです。もちろん優秀なピンマイクがあればピンマイクを選びます。そうすれば演台を移動することも可能になりますからね。マイクの音量は最初大きめの設定がいいです。僕は手でマイクを持ちません。会場の音量の設定はマイクを手で持ってアゴにつけて話す人に合わせられていることが多いのです。僕は口からマイクまでの距離が20センチ前後になるので、音量を大きめに設定して、それから会場の四隅に誰かに立ってもらって、音量を調節します。講演中にも音量を調節することがあります。これが理想ですが、マイクスタンドが用意されていない会場もあります。そんな時はマイクを持ってもちろん講演します。その場合はマイクと口の距離が大切で、これはマイクの性能や特性によるので、常にどの距離が適切かに耳を傾けながら話すことも大切な気配りです。

照明はどうするの？

照明はホワイトバックのスライドにしてから明るめに調整しています。ハンドアウトがある講演会では、ハンドアウトのどのスライドを話しているかわかればいいと思っていますので、部屋の照明を相当明るくすることもあります。理想は、スクリーンの前のライトだけを消して、他のライトは相当明るくすることと思っています。これも会場によるのです。全体で同じようにしかライトの調節ができない会場もあります。また、縦のライトの列しか調整できない会場もあります。そこは臨機応変に対応します。こんな対応を講演が始まってからするようでは見苦しいのです。ましてや、照明の不手際を会場や、裏方の方々の責任にするような発言は慎みたいものです。

ホテルマンのレベル

ホテルの会場などで話をするときは、ホテルマンの方が水を用意してくれます。その仕草でそのホテルのランクがわかると思っています。まったく非常識なホテルでは、僕のコンピューターの上を越えて、水の入ったグラスやピッチャーを移動させる人がいます。最低ですね。もしも水がこぼれてコンピューターにかかったらどうなるのでしょうか。先読みができないのです。そこまでひどくなくても、コンピューターと同じ台にウォーターピッチャーを置くところは少なくないのです。これも心配ですね。僕はピッチャーを用意されると、隣の机や椅子に置いてもらうようお願いします。水はもちろん飲みますが、基本はペットボトルを飲むようにしています。飲む時だけ蓋を開けて、飲み終わったら蓋を閉めると安心ですからね。

コーヒー中毒（?）な僕

僕は結構コーヒーが好きです。ブラックのホットコーヒーです。日頃もスターバックスの保温ボトルに自宅で家内に作ってもらったアメリカンよりも薄くしたホットコーヒーを入れて持ち歩いています。その保温ボトルで講演中に喉を潤すこともあります。そして許されるのであれば、聴衆の方々にもホットコーヒーを飲んで頂きたいと思っています。ホットコーヒーのサーバーが後ろにあって、座席はテーブルあたり2席、どの座席も通路に接しているような会場が好きです。そして、講演前に「今日の講演は長いですよね。楽しく勉強しましょう。講演中でも、自由に立ち上がって、そして後ろのコーヒーを取りに行って下さいね。僕も講演中にコーヒー飲みますね」とか言うのが気に入っています。大切なことは聴衆との一体感です。教える側と教わる側では面白くないですよね。

スマホ自由、コンピューター自由

同じく講演が始まる前、または始まってすぐに添える言葉に、「僕の講演では、スマホやコンピューターは自由に使って下さい。でも消音にして下さいね」があります。僕が人の講演を聴くときにその場ですぐに調べたい性格なのです。「演者が言っていること本当かな」など、疑問が浮かんだら、すぐにその場で調べたくなるのです。ですから、僕の講義に参加する人には僕が期待するのと同じ環境を提供してあげたいのです。ちなみに僕は人の講演を聴くときは、最後部席の両端の席が好きです。または、真後ろの壁に接した椅子席が好きです。そこではあまり周囲を気にしないでスマホやコンピューターが使えるからです。僕のように「講義中にスマホやコンピューターがＯＫ」と発言してくれる演者はまだまだ稀ですから。

飲食自由、でもガムは止めてね。

始まる前、または始まってすぐに添えるもうひとつのフレーズに、「飲食は自由ですよ。でもガムは止めてくださいね」というものがあります。気楽に講義に参加してもらいたいのです。大学の授業でもそうしています。「でも、ガムは止めてね！」と追加します。講義中にガムを噛まれるとどうも不愉快なのです。これは僕が単純に不愉快なのです。外来でも、ガムを噛んで入ってくる無礼者は、一度外に出して、ガムを処分してから、再度入ってもらうようにしています。僕にとっては、教えてもらう立場で、なにかを頼んでいる立場で、ガムを噛むのはルール違反に思えるのです。

聴衆を本当に見ているの？

講演の指導書などを読むと、会場の人をくまなく見るように、アイコンタクトは大切とか書いてあります。僕は左右の奥をなんとなく見て、そしてなんとなくZ字のように適当に目は動かしています。一人一人を注視して見ていません。不愉快な人を見るとこっちも不愉快になるので、あまり視線を合わさないようにしているのです。適当に見ていても、聴衆からは全体を見ているように映ります。また、椅子にふんぞり返って、そして眉間に皺を寄せて、難しい顔をしている人は、敢えて視線を合わせず飛ばしたほうが身のためです。そういう人は心底講演に反対しているのではないのですが、頭のなかで自分の疑問と格闘しているのです。僕も聴衆になるときは、そんな姿勢をしていることもあります。そんな難しい顔の人は当方の心持ちに悪影響なのです。目を合わせるのであれば、よく頷いてくれる人をあちらこちらにあらかじめ数人決めて、そして彼らに語りかけるように視線を動かすと、全体を見ているように自然に映りますよ。

声の出し方

マイクのトラブルはいつ生じるかわかりません。そんな時はマイクなしでも声が遠くまで届く訓練をしておくといいですよ。僕は娘のピアノ教室の声楽の先生になんとオペラ風の発声で、福山雅治さんの『桜坂』の歌い方を教えてもらいました。あまり上手とはいえませんが、彼女に習ってから、声の通りは本当に良くなりました。腹式呼吸が上手になり、ますます声が通るようになったのです。滑舌が悪いしゃべり方は誰もが不幸ですね。これは伊藤真さんのしゃべりを真似しました。本当に彼は滑舌がよく、すらすらしゃべっています。これも最初からはできませんが、気に留めて話していれば、自然と上達します。大切なことは、上手になりたいと思うことです。向上心を持たずにいくら講演の機会を重ねても、それほどは上達しません。

バックアップ

以前は、Power Pointが使えなかったら大変だと思って、コンピューターを常時2台持って移動したこともありました。その後はUSBにデータを入れて、複数のUSBをバックアップで持っていたりしました。今は、コンピューターの保存内容はドロップボックスで同期していますので、何かあればクラウドからダウンロードすればいいと腹を括っています。それ以上に、最近はもしもコンピューターが壊れたら、プロジェクターに不具合があれば、スクリーンが降りなければ、などなど気にしていても不安が増大するだけなので、「最後はスライドなしで講演をすればいいのだ」と合点したのです。ハンドアウトが配布してあれば、それで十分ですからね。もしもハンドアウトがなくても、スライドなしで講義できる姿が僕の理想像なのです。

そして2019年4月からは、スライドなしで講演することに決めました。医薬品の講演会では、医薬品の効能、効果から逸脱するスライドが使用不可になったのです。しかし、漢方の魅力は生薬の足し算から導かれる帰結であり、いろいろな症状や訴えに効くことなのです。そこでスライドなし講演に踏み切ったのです。

服装はどうするの？　スポンサーの立場も勘案して！

以前は、服装はどうでもいいだろうと思っていた時がありました。ジーンズと革ジャンで講演を行った時期もあります。講演内容がすばらしければ、それで必要十分と思い上がっていたのです。人は第一印象で人を判断します。講演も最初から敵でないほうがいいのです。敵を味方にしていく過程も実は楽しいのですが、やはりスポンサーがいて、講演料を支払ってくれるような講演では、服装には特に気をつけるようになりました。無難な服装はスーツです。最近は外来も白衣を着ないでスーツで行っているので、講演もそのスーツで行うことにしています。唯一のオシャレはカフスボタンで、僕はオックスフォード大学で所属していたWadham Collegeのカフスボタンを愛用しています。スポンサーがいる場合は、スポンサーに敬意を持って講演すべきです。利害関係がない立場で学会や研究会で自分の発表をする場合とはまったく異なると思っています。かれらは自分達の商品を売るために講演会を企画しているのです。もちろん嘘を並べることは禁止です。しかし、少なくともそんな会社の立場を十分にわかって講演すべきなのです。彼らも販売促進のために講演会を企画しているのですから、他社が明らかに有利になるような講演会をすれば、次回のお呼びはないと思っておくことです。それぞれの立場を理解して講演内容を選択しましょう。

5分遅らせて頂けますか？

諸般の事情で「5分開始を遅らせて頂けますか？」と言われることがあります。そんな時は、僕は「時間通り始めますのでよろしくお願いします」と言っています。講演の本題は5分後にして、それまでなにか他のことで場をつなげばいいのです。世間話をすればいいのです。雑談です。そしてそんな多くの人が喜ぶ雑談も複数用意しておいたほうが実は安心です。そうしないと、頑張って時間通りに来てくれた人に失礼と思うのです。また、複数の演者がいて、講演が遅れていることがあります。そんな時にはふたつの方法を選びます。①「僕は時間通り話しますね」と暗に言います。つまり、「僕の講演時間は●●分だから、今から始めて、○○時●●分に終了します」と聴衆に告げるのです。この場合は、講演時間は事前に与えられたものと同じです。また別の選択肢は、②「前のパートが少々伸びましたが、僕は記載がある終了時間に終わらせますね」。この場合は、自分の講演時間は短くなるということです。松田邦夫先生に最初に教えて頂いたように、時間通りに進めることが、すべての人にとっての大切なルールなのです。時間の配分を適切に行える演者であるということがまず聴衆の安心感につながるのです。

どうやってぴったりに終わらせるの？

30分以内の講演であれば、リハーサルを何回も繰り返せばいいのです。それぐらいの努力をしないのであれば、講演を受けないほうがいいと思っています。しかし、4時間の講演となれば、リハーサルを何度も行うのは少々難しいでしょう。そんな時は、最後をフレキシブルにしておく方法が便利です。基本は短めに終わる設定にしておいて、そして本当に短く終わったときのおまけのスライドを用意して、あとは時計の進行に合わせて、なにかを話していれば、丁度、つまり1分違わず、終了が可能になるという作戦です。

聴衆があまりにも少ないときには

稀にこんな講演会もあります。授業などもそうです。他の大学に呼ばれて、聴衆が少ないことも経験します。そんな時はまたまた智恵を使うのです。つまり、せっかく来てくれた人に良い思い出になるようにこちらも精一杯話をするのです。聴衆が多い少ないはこちらの問題で、来てくれた人、個人個人には聴衆の多さは関係ないのです。そんな時は、多くの場合、前のほうの席が空いています。さらに大きな会場であれば、パラパラと聴衆が散らばっていることが少なくないのです。そんな時は「せっかくですから、前に来て下さい。決して当てたりしません。楽しい講演になるように、来ていただいた方だけでも、そこそこ密な空間をつくりましょう」なんて言えばいいのです。多くの人は協力してくれます。そんな場を作る努力も実は講演を成功させるには大切な要素なのです。

最初がなにより大切、いよいよスタート

前述したように、僕は講演が始まる遙か前、つまり聴衆が入っていない会場を可能な限りチェックします。演台、スクリーン、コンピューター、マイク、明るさ、空調、コーヒーなどを確認するためです。そして講演が始まる5分前には聴衆が揃っている会場に入ります。今日の聴衆のエネルギーを知りたいのです。聴衆のエネルギーがあまりにも低いときは、内容を変更することもあります。エネルギーが高めであれば、僕の講演に期待するものが多いのだろうから、用意してきたスライドをすぐに話せばよいなと自分でも納得して決められます。自分の紹介は極力辞退します。時間の無駄だからです。極力というのは、僕の紹介をするために、わざわざ招かれた先生もいるからです。その先生の仕事を奪うわけにもいきません。そんな時は簡単にお願いしますと言い添えています。さて、いよいよスタートです。まず、僕は演台から降りて、ステージの中央、できれば、聴衆と同じ高さのフロアで、一礼することにしています。そんなことをする人はいません。僕をＴＴＰ（徹底的にパクる）している人以外で見たことがないのです。でもこれはとても効果的と思っています。演台から「こんにちは、今紹介して頂

88002-596 JCOPY

いた新見です」と言うのと、演台から降りて、中央で、できれば同じ高さで、深々と挨拶をされるのではまったく異なります。拍手が起こります。その拍手を十分に受け止めて、講演を始めるのです。まず、人々の心を掴むこと、それがなにより大切と思っています。

質疑応答について

ある時期、質疑応答をせずに講演を終了することがありました。質疑応答で、まったく聴衆の役に立たない質問をする人が少なくないからです。せっかく、盛り上がった講演会が、つまらない質疑で後味の悪いものになることを僕が嫌ったのです。しかし、それは僕の能力の不足だったのです。最近はどんな質問をされても、あらかじめどこかの引き出しにある答えを引いてくれれば、それが解答になります。僕は3年間TBSラジオの毎週土曜日の早朝の番組に、堀尾正明さんと長峰由紀さんと一緒に生放送で出演して鍛えられました。その場で考えていたのでは、答えが出ないのですね。そして、自分の答えの引き出しに、あらかじめ話すことが用意されていれば、回答しながら、時間配分や、その他の気配りができるのです。つまり、つまらない質問でも、聴衆が面白くなるような解答に変えてしまえばいいのです。たくさん質問が出るようであれば、端的に質問に答えることも大切です。質問が少なければ、ひとつの質問を広げてたくさんお話しすることも必要です。質問にはダイレクトに答えることも大切ですが、全体を俯瞰して、少し質問を拡げて回答するとほかの多くの聴衆にとっても意味のある大切な時間となります。

質疑応答の前に、僕は「質問時にご自身の所属も名前も不要です。また今日の講演は面白かったとかの美辞麗句も不要です。単刀直入に質問して下さい。座ったままでも立ってもいいです。マイクの移動が間に合わないときは大きな声で質問していただいても結構です」と言います。そのほうが、短い時間にたくさんの質問をさばけるからです。

沈黙を楽しめるようになると一人前

僕はゆっくり話すように心がけても、ついつい早口になります。敢えて、ゆっくり話しても、やはり少々早口と思います。伊藤真さんのように、終盤にはさらに早口になります。これはある意味それを意図して機関銃のように語ることもあります。長丁場の講演会を聴いていると最後のほうはどうしても眠くなるのです。そんな時にはまくし立てる口調も役に立つのです。

ある程度講演に慣れてきても、なかなか沈黙を楽しめるようにはなりません。沈黙が怖いのです。5秒の沈黙なんかとんでもないといった感じです。3秒でも結構長いのです。しかし、大切なことを発言する前には、少々の沈黙があると、聴衆はその沈黙に集中するので、次に続くフレーズを真剣に聴くようになります。声には速度のほか、大きい声や小さい声もあります。これも意図的に使い分けます。滑舌の悪い発声は基本的にアウトですが、小さい声を敢えて使って、注意を喚起することもあります。また、排便とはいわずに「ウンチ」と言ってみたり、排尿と言わずに「オシッコ」と敢えて言うこともあります。あえてベランメエ調で語ることもあります。そして拍手や笑いなどで聴衆が反応しているときは、それをしっかり受け止めましょう。これもなかなか難しいテクニックです。ついつい、拍手が終了する前に、笑いの波の途中で話し始めてしまいます。

手の使い方はどうするの？

手の使い方を考えたことはありません。自然と動いてしまうからです。ですから、片手がマイクの保持に取られてしまうのは、あまり好みません。両手が空いているほうが、僕らしい講演ができます。スクリーンが近いときは、スクリーンの前に立って大切な箇所を敢えて、手で指し示すこともあります。敢えて使い方を説明すると、腕を内側から外側に大きく広げる動きを好んでいるように思えます。

ステージでの移動は？

ピンマイクが使用できれば、ステージ上を移動することも自由です。和式のトイレが使用できるかで老いがわかるといった内容の時は、ステージの中央に移動して、和式のトイレでウンチをする姿勢を取ることもあります。それが結構うけるのです。「昔は年を取って、足腰が弱くなると自分では立ち上がれなくなり、お嫁さんを呼んで帯を掴んで立ち上がらせてもらったそうですよ」なんて光景を演じることもあります。演台だけにこだわるのは面白くありません。高性能なピンマイクがやはり理想だと思っています。演台に置いたスタンドマイクでの講演でも、敢えてステージの中央に移動して、いろいろな動作を入れながら、マイクなしで大きな地声で講演を続けることもあります。

また、質疑応答になると、無線マイクに持ち替えて、質問者のそばにわざと移動することもあります。そのほうが、質問者への実際の距離も、精神的な距離も縮まるからです。

漢方嫌いだった自分に語りかける

1993年から1998年まで5年間オックスフォード大学博士課程に留学し、日本に戻ってきました。当時、ツムラさんから「漢方を使っていただけませんか？」というお願いを何度も受けましたが、そのたびに「漢方にはエビデンスもサイエンスもないので使いません」と即答していました。そんな僕でしたが、セカンドオピニオンを始めて、西洋医学だけではよくならず困っている患者さんを目のあたりにして、致し方なく漢方を使うようになりました。そして自分に試し、家族に試してみたのです。凝り性の僕はそれなりに勉強しました。ある時、湯本求真という先生が、慢性の訴えに対しがっちりタイプには大柴胡湯《だいさいことう》⑧と桂枝茯苓丸《けいしぶくりょうがん》㉕、華奢タイプには小柴胡湯《しょうさいことう》⑨と当帰芍薬散《とうきしゃくやくさん》㉓を処方したという記載をみつけました。どんな疾患や症状にもどちらかを処方し、その後の経過で処方を変更していったそうなのです。そんなあり得ないような記載を疑い、しかしまず自分で使ってみることにしました。当時の僕は92キロと巨漢でしたから、当然にがっちりタイプでした。そこで大柴胡湯《だいさいことう》⑧と桂枝茯苓丸《けいしぶくりょうがん》㉕を飲み始めると、熟眠感が増し、快便になり、そして後頭部の薄毛がなくなり、体重は数年で72キロに減り、手術してもらおうと思った内痔核がなくなったのです。そんな幸運に恵まれ、漢方が嫌いにならなかったのです。しかし、いろいろな本を読んでも、講義に参加しても、僕の心に響くものはみつからず、漢方をそろそろ止めようかと思っている頃に生涯の師匠となった松田邦夫先生に出会ったのです。そして松田邦夫先生に漢方を教えて頂いて10年以上になります。講演では、そんな遙か昔、20年前の漢方が大嫌いであった自分が最前列に座っていることを想定して、その自分に語りかけるイメージで講演を組み立てています。そして講演終了後には、「今日の講演で君は説得できましたか?」と自問自答しているのです。また講演中に、「今のフレーズは整合性が合わない!」と最前列から自分の声が聞こえることがあります。そんな批判的な自分自身を説得する方法が年々進歩していると感じています。講演が上達すると講演中についつい自分の説明に酔ってしまうことがあります。自分だけの世界を話してしまうのです。聴衆はまったくそんな世界に興味はありません。むしろそんな講演は漢方嫌いを増やすだけです。自分を戒めながら自分自身の進歩を感じることが快感なのです。

僕は実はどもりでした

「講演、上手ですね！」と言われることもあります。天国にいる母は本当に喜んでいると思います。ある程度大きくなって、僕が医者になって、二人で僕の子どもの頃を懐かしんだことがありました。母はほとんど心配しないひとだったのです。少なくとも、心配していたと語ったことは皆無でした。中学生の頃、僕が一人でユースホステルを予約して、そして日本中をリュックを背負って回っていた時も、心配はしなかったのです。携帯電話がない時代なのに、中学生の僕を信じてくれていたようでした。大学生になると、今度は宿泊先も決めずに、世界のあちらこちらを旅するようになりました。携帯電話などない、そして国際電話が高額なときでも心配している様子はありませんでした。無事を知らせるために、国際電話のコレクトコールをして、そして母ではなく、偽り人の名前を告げて、彼女が不在なら接続不要とオペレータに言うとお金が掛からず、僕の無事がわかるという作戦をとっていました。当然母とは話はできませんでしたが、タダで無事を伝えることはできました。そんなひとり旅にも心配している様子は全くありませんでしたし、後年にその頃を回顧しても、やはり心配していませんでした。

その母が唯一心配していたと本音を漏らしたことがあったのです。それは僕がどもりだったことです。小学生や中学生の頃は相当ひどく、高校生でもどもりはぬけず、大学でも同じ状態でした。単なるどもりではなく、どもりに加えて、字を読むことができなかったのです。暗記をすればほぼスラスラと口から出るのに、それが文字になるとまったく発声できないのです。発達障害と言語障害だと思っています。言語学の専門家がいれば今でもどんな病気なのか聞いてみたくなるのです。そんな僕のどもりが母は唯一心配だったと吐露したのでした。実は自分が一番心配だったのです。「人前で話す弁護士は将来の職業としては無理だろうな。だって、判決文とか、訴状とか読めないよね」。そんないろいろな思いが重なって、医者ならいいのかもしれないと、医学部を選ぶひとつの原因がどもりだったようにも思えるのです。そんな僕が人前で話をして、テレビやラジオの生放送に出演しています。本当に母は天国で安心していると思っているのです。これは大学在学中に、どもりだということを隠しても致し方ないと自分を納得させてから、なんだか気が楽になって、だんだんと話せるようになったのです。ですから、みなさんに言いたいことは、自分の不幸は隠すよりもさらけ出すと、楽になって、次のステップに行ける可能性が増えるということです。

会場の熱気が冷めているときは、こんな自分のどもりの話に急遽変更することもあるのです。自分の欠点を赤裸々に話すと、場は熱を持つのですよ。いろいろな引き出しを用意して、そして臨機応変に講演内容を変えることは講演が上手になる方法のひとつと思っています。講演内容をその場で変更することは、ある程度講演回数を重ねてからのほうが安全です。

不幸な話は結構受ける

僕の経歴を見ると順風満帆だと誤解している人が大半です。ですから、「今があるのはたまたまだよ」というメッセージを送ることもあります。どもりの話もそうです。不幸な話は人も聴いてくれます。本当に僕の人生は運と縁の連続だと思うのです。

昔は臨床研修制度がないので、卒業後にすぐにどこかの診療科に配属されました。つまり卒業前にどの診療科に進むかを決めなければならないのです。わが家は代々医師の家系などではないのでどの診療科に行こうが自由でした。だからこそどことも決められないのです。人前で話をしないでよさそうな法医学教室がいいかな、医化学教室も良いかな、それとも内科、一生懸命誘ってくれるリハビリ、などなどが候補だったのです。でも結局は、今村洋二という当時の医局長に「外科はお金にはならないし、忙しいが、格好いいぞ！」と言われ、騙されて入局しました。同窓会で今村先生に会うたびに、「先生に騙されて入局したんですよ！」と笑いながら言っています。1年間慶應義塾大学病院で研修をして、2年目が上野の永寿病院、3年目が栃木県の大田原赤十字病院（現那須赤十字病院）に研修に行ったのです。なんでもできる外科医になりたくて、胸部も腹部も扱えるのは食道外科だと思い、また当時の食道外科のトップであった安藤暢敏先生にも強く勧められて、食道外科を希望しました。ところが当時の慶應の食道外科は定員が3人で同学年4人が希望し、僕が外れクジを引いたのでした。失意のどん底でしたが、なんでもできる外科医になるには次は血管外科だと思い直して末梢血管外科を希望したのです。末梢血管外科のトップであった折井正博先生に可愛がられ、手術を精一杯がんばりました。そして卒後7年目から水戸赤十字病院に勤務したのです。消化器外科と末梢血管外科の修練に明け暮れました。あるときオックスフォード大学の博士過程に留学するグラントがあると医局長になった安藤先生から連絡があり、なにも考えずに応募しました。たくさんの人が応募しましたが、末梢血管外科というニッチな世界で頑張ったので、若輩ながらほかの人よりも業績があったのです。そこで僕が選ばれたと思っています。ハズレくじが幸運だったと思っています。そして水戸のアパートで入浴中に安藤先生から電話があり、「お前に決まった。これは帝京大学関係のグラントだから、これを受けると慶應とは縁がなくなる」と言われましたが、そんなことはどうでもよくて、即断で了解しました。1993年から1998年までオックスフォード大学博士課程に留学し、当時は約半分の学生しか取得できないDoctor of Philosophyを頂きました。本当に大変だったのです。その5年間は一度も帰国することはできませんでした。帰国すると心が萎えそうだったからです。そして約束通り帝京大学で働くことになりました。当時はナンバー外科で第一外科には慶應、第二外科には東大の先生が多かったのです。僕は慶應大学の第一外科に配属されました。よし、末梢血管外科を始めるぞと意気込んだものの、なんと第二外科の重鎮の先生から末梢血管外科は歴史的に第二外科で行っているのでお前はやってはならんと釘を刺されました。そこで致し方なく、「静脈疾患ならいいですか？」と尋ねると、「静脈外科などは誰も興味がないからご自由に」という返事でした。そこで精一杯、静脈外科の啓蒙と普及に努めたのです。当時は限られた先生しか取り組んでいない領域だったので、患者さんは全国から集まりました。でも静脈疾患に緊急手術はほぼありません。つまり当時は臨床家としての時間を持て余したのです。そこで始めたのがセカンドオピニオン外来です。どんな領域の話でも一人あたり1時間うかがいました。そしてわかったことは、90％以上の患者さんに正しい治療がされていることでした。そしてある時、患者さんに、「私の話を聴いてくれるのはありがたいが、先生が治してくれ！」と懇願されました。正しい治療をされても治せないのであれば、そして医療保険が効く治療法に漢方があるのであれば、まずそれを勉強しようと思った次第なのです。漢方との出会いも、動脈疾患をやらせてもらえないという、ある意味イジメにあって、致し方なくたどりついた結末でした。そしてその後、第一外科と第二外科が合併され臓器別に再編されました。今度は僕に動脈疾患の手術も頑張れと言うのです。そして、帝京の手術数は大学病院一、有給一人あたりの稼ぎも大学病院一になりました。しかし、その後、心臓外科が末梢血管外科をやりたいと言い出しました。多くの人は僕が断るだろうと思ったらしいのです。せっかく僕が築き上げた城ですからね。しかし、いろいろなことをやってみたい僕には渡りに船でした。３６５日24時間緊急に備えていると、他のことに挑戦する時間がないのです。喜んで心臓外科に末梢血管外科を明け渡し、そして帰国後より立ち上げた研究室に重点を置き、なんと2013年にイグ・ノーベル医学賞を頂きました。緊急手術がなくなったので、念願の金槌（泳げない）解消作戦を始めました。凝り性の僕は、まったく泳げなかったのですが、1年でオリンピックのトライアスロンの距離である51・5キロ（スイム1・5キロ、自転車40キロ、ラン10キロ）を完走し、その1年後には日本で一番長いトライアスロンである佐渡Aタイプ（スイム3・8キロ、自転車190キロ、フルマラソン42キロ）を14時間で完走しました。

本当に、僕の人生は運と縁、意地悪されても能天気でそれを受け止め、いろいろな人に支えられて生き抜いた結果なのです。本当に運良く生きていると思っています。こんな話をするとまた会場が熱くなるのです。

なぜ講演をするのか？

ぜひ、サイモン・シネックのTEDでの講演を聴いてみてください。「サイモン・シネックゴールデンサークル」と入力するとすぐに20分弱の動画がみつかります。サイモン・シネックは問いを投げかけます。なぜ、アップルはあれほど革新的なのか？　毎年、毎年、他の競合会社よりも革新的であり続けることができるのか？　他のコンピューター会社と同じように人材を集め、同じような代理店や、コンサルタント、そしてメディアを使っているのに。なぜマーチン・ルーサー・キングは市民権運動を指導できたのか？　市民権運動以前のアメリカにも彼と似たような人物は何人もいたのに。なぜライト兄弟が有人動力飛行を実現できたのか。人材も資金も潤沢なグループが当時併存していたのに。そんな問いに彼は答えます。Ｗｈｙが大切だと。

一般の多くの人はＷｈａｔから始まって、Ｈｏｗ、そしてＷｈｙという思考方法を取りますが、大切なことはＷｈｙ、Ｗｈｙから考え始めることが重要だと語るのです。そしてそのＷｈｙを実現するために、Ｈｏｗがあり、そしてその手段としてＷｈａｔがあると続けます。僕はこの講演を聴いてから、Ｗｈｙを意識して講演するようになりました。

彼はアップルを例にしてこう言います。もしもアップルが「私たちのコンピュータは素晴らしく、美しいデザインで簡単に使え、ユーザフレンドリーです。ひとつ、いかがですか？」と

ＣＭしても、僕は買わない。ところが、アップルならこんな風に伝える。「私たちのすることはすべて世界を変えるという信念で行っています。違う考え方に価値があると信じています。私たちが世界を変える手段は美しくデザインされ簡単に使えて親しみやすい製品です。こうして素晴らしいコンピュータができあがりました」。ひとつ欲しくなりませんか？　全然違うでしょう？　と彼は語ります。

僕も自分が漢方の講演を行う理由を考えました。それは漢方を補完医療のひとつとして西洋医が使うと患者がより幸せになるからです。やはりＷｈｙから始まっていました。その方法、つまりＨｏｗが、僕が啓蒙しているモダン・カンポウであり、フローチャートなのです。そしてＷｈａｔは保険適用漢方エキス剤となるのです。これを、保険適用漢方エキス剤を売りたいから、なにかの方法を創り上げ、そして後付けで理由をこじつけても人は感動しないということなのです。

漢方を語る人の中には、漢方は普及してもらいたい、しかし、簡単に西洋医に使ってもらっては自分達の取り分が減って困るという思いを抱いている人も残念ながら少なくないのです。そういう人の講演はＷｈｙから始まっていないので、感動しないし、説得力に欠けるのです。

そして、僕が大好きな感動するスピーチのひとつに、スティーブ・ジョブズの講演があります。アップルの創業者、そして一度追い出されてその後返り咲き、今のアップルを作り上げた天才スティーブ・ジョブズのスタンフォード大学での卒業生に向けた講演はとても心に響くし、そして自分の講演の勉強にもなります。たった15分の講演ですからぜひとも聴いて頂きたいのです。この講演のように心に響く講演は演者が心から本音で語っています。皆さんも講演を行うときは何故この講演を行っているのか、つまりWhyに心を配るとよりよいものになると思います。

そんなWhyをステイクとも呼ぶ、内容が大切

なぜこの講演をしているかをいつも考えていると、話が漂流しても（英語ではDrafting と言います）人は喜んでそれを楽しんでくれます。まったく漢方とは関係ない話を始めても、僕には「西洋医が漢方を使用することで多くの患者さんがより元気になる」というWhyがありま

す。そのWhyは大きな価値観です。講演での小さなWhyをステイクと僕は呼んでいます。この講演で語りたいことの根幹をしっかりとステイクとして握って話すのです。そんなステイクを常時心に留めておくと、あちらこちらに漂流しても話がもとに戻るのです。数時間の講演でも最終的には一貫性があるものになるのです。聴き手は最終的に統一感を持って理解してくれます。

さて、講演にとって何より大切なものは、その内容です。前半では講演のコツをいろいろ並べました。しかし、講演内容がすばらしければ、またその演者がすばらしければ、そんなコツはある意味どうでもよくなるのです。つまり、コツを知ることで、知らない人にとっては簡単に講演内容のレベルを上げることができます。しかし、コツをある程度理解し、そしてそんな発表ができるようになった人にとって大切なことは、講演内容自体がほかよりも優れていることなのです。

僕の漢方の講演がほかの人に比べて優れていると自負できる点は、ほとんどすべてのデータが自分の実験から導かれている点です。オックスフォードで5年間勉強した移植免疫学と漢方が運良くマッチして、漢方嫌いを説得できるレベルに達する実験結果になりました。匂いで漢方の効果が引き起こされるという松田邦夫先生の臨床観察眼から導き出された気づきに僕は注目しました。それを証明するために行った実験で、匂い刺激が前頭葉を刺激して働いて免疫制御細胞が誘導できるとわかりました。そしてオックスフォード時代から感じていた疑問を重ね合わせ、次に音響刺激、特にオペラ『椿姫』が他の音響刺激よりも遙かに免疫制御細胞の誘導に有効だとわかりました。そして英文論文にしたのです。この実験はなんと２０１３年のイグ・ノーベル医学賞に選ばれました。

僕がトライアスロンを完走したのをみて、大学院生がマウスも運動させて調べたいと提案してくれました。確かに強制運動や自発運動でも免疫制御細胞が誘導できるとわかりました。すべてがリンクして、そして縁と運でつながっているのです。そんな自分の実験を語るからこそ、人は感動します。自分の実験だからこそ、苦労や喜びがリアルに表現できるのです。僕が誰かのデータを持ち出したら、やはり臨場感に欠けるのです。熱が伝わりにくいのです。誰かのデータではなく、自分自身の経験から語られることに聴衆は感動します。

何よりもその人が大切

講演でもっとも重要なものは講演のコツでもなく、講演の時間配分でもなく、実は講演内容でもなく、演者の人間としての魅力だと思っています。人間として魅力がある演者の講演には自然と引き込まれるのです。むしろ、僕がツラツラと今まで語ってきたこととは無縁でも、それらに反していても、魅力的な講演は多数あります。講演は、その人の生き様を表す舞台だと思っています。人として魅力があれば、その人の講演には感動するなにかがあります。そこにコツは不要です。僕が本当に理想とする講演はスライドは不要で、ハンドアウトもなしで、その場の聴衆を見て、場を感じて、臨機応変に聴衆に語りかけるものです。

むかしは、そんな準備をしない講演は聴衆に対して無礼だと思っていました。そうではないのです。そんな講演ができるレベルになるには、たくさんの講演の実績が必要なのです。だからこそ、今日はこのパターン、いや聴衆がちょっとこんな感じだから、こっちのバージョンでと自在に変更できるのです。そして講演の進行中であっても、その変更は可能です。先方の熱気や反応を見ながらの講演なんて理想の世界ですね。最近は講演中に質問を受けることもしています。また、講演中にいつでも僕宛にメールを送ってよいとすることもあります。こちらは、コンピューターの横に、自分のiPhoneを置いておけばよいのです。今は、講演しながら、iPhoneを見る余裕があるのです。講演をしていて1年前よりも進歩しているかをいつも確認しています。進歩がなくなれば、僕は引退の時と思っています。若い世代と交替したほうがいいのです。僕はそう簡単に若い世代に場を譲るつもりはありません。僕も精進して、毎年講演のレベルがアップするようにします。そんな切磋琢磨した世界が大切と思っています。

イグ・ノーベル賞のスピーチ要旨

僕の人生で相当緊張した講演のひとつは、やっぱりイグ・ノーベル賞の受賞時のスピーチですね。イグ・ノーベル賞はこちらから応募した訳でもないのに、選んで頂いて臨床医としては本当に過分な賞を頂いたと重ね重ね、有り得ない感（Improbable）をかみしめています。

ボストンのハーバード大学のサンダースシアター、2013年9月12日木曜日の18時過ぎ。

壇上から、イグ・ノーベル賞の発表アナウンスが始まりました。最初に医学賞の発表です。僕たちの論文の表紙がスクリーンに映し出され紹介されました。受賞式にはこの研究の中心的人物だけで参加しました。内山雅照君と金相元君の2人はネズミの着ぐるみで登場です。記念品を壇上でもらって、そしていよいよスピーチの始まりです。60秒たつと8歳の女の子が止めに入ります。予定は75秒。原稿は見ずに、以下のように話し始めます。

Thank you. Thank you so much.
Tonight is a great honor for us, and for all the people who are interested in brain and immune system.
Using mouse heart transplantation model into the abdomen, we did show the force of music.
Famous opera, La Traviata,(lalala……), generated regulatory cells and prolonged graft survival.

We say, we hope, and we believe that our improbable results are immediately used for our life, and make people laugh and then think that brain can control immune system.
I have to thank my wife, Tomoe, my daughter, Azusa, and my parents.
Thank you very much, everybody.

みなさーーーん。ありがとうございます！

今宵は、われわれにとって、そして脳と免疫に興味を持っているすべての人にとって、すばらしく光栄な瞬間です。

私たちは、マウスの心臓移植モデルを使って、音楽の力を示しました。


これだけの10行足らずの英文を、１分ほどの講演のために数ヵ月にわたって練習を繰り返したのです。ネットでもすぐこの動画は検索できます。ぜひ、お楽しみ下さい。

おまけ：イグ・ノーベル賞の旅（2013年 板橋区医師会誌特別寄稿より）

4月18日

PCを開くと英語の奇妙なメールが届いた。Marc Abrahams が差出人で、@improbable.comとなっている。よく読むと9月12日に開催されるイグ・ノーベル賞の授賞式典の案内だ。そしてCongratulationとなっている。イグ・ノーベル賞は新聞やテレビを通じて名前は知っているがまさか自分がその候補に挙がるとは。びっくり仰天。でも実際はどんな賞なんだろう。HPを開くと、有り得ないような（Improbable）実験で、人々を笑わせ、そして考えさせる（Research makes people laugh and then think）研究に与えられる世界的な賞であるとのこと。今回の私たちの実験は、心臓移植をされたマウスにオペラ椿姫を聴かせると、免疫制御細胞が誘導され、拒絶反応が抑制されるというもの。脳が免疫系をコントロールしている可能性を示す実験で確かにイグ・ノーベル賞にふさわしい。よろこんで参加することを伝える。9月12日にハーバード大学での1分の受賞スピーチ、14日はマサチューセッツ工科大学（MIT）で5分のインフォーマル・レクチャーの予定となっている。ともかく、英語のスピーチの練習をしなければ。

4月以降

いろいろなスピーチの本を買うが、どれもしっくりせず。結局、当時アメリカ大統領のバラク・オバマのスピーチが聞いていて格好いいし、難しい英語も少なく、そして胸を打つので、これを真似することにする。バラク・オバマのスピーチ集でCD付きのものを買い、iPhone に入れて、いつでもどこでもオバマ大統領のスピーチを聞く毎日が始まる。

15年前のある日

そもそも、僕は慶應義塾大学を1985年に卒業し、一般・消化器外科学教室に入局した外科医。慶應義塾大学病院のほか、医局派遣で永寿病院、大田原赤十字病院（現那須赤十字病院）、水戸赤十字病院などで働いた後、1993年からイギリスのオックスフォード大学博士課程に留学。そこで移植免疫学の勉強を始めた。マウスの心臓移植モデルを用いて実験を行う毎日だ。5年の滞在期間の最後の年、つまり1998年には毎日14組の移植を行っていた。そんなある日、20匹入るケージがなく、致し方なく7組をふたつの少し小さめのケージに入れた。もう困ったことに、ケージの置き場が占有されており、ひとつのケージはドアのそばに、もうひとつのケージは遙かドアから離れた部屋の奥に置いた。14組はすべて同じ条件のマウスで、特別の処置を行っていないので8日前後で腹部に移植された心臓は拒絶されるはずである。移植心は腹部にあるので、つまり自分の心臓は胸にあるために、腹部の心臓が拒絶されてもマウスは生きている。毎日お腹を触ると拒絶されていなければ心臓の拍動が触れ、拒絶されれば拍動は止まる。当然に8日前後で拒絶されるはずの心臓が、ドアのそばに置かれたマウスでは15日前後に伸びてしまった。つまり不思議な結果。感染症にでもかかったかといった理由をつけて、その結果を偶然葬り去ることも簡単なことであったが、なんとなくその結果が気になっていた。つまり、環境因子がなにか免疫に影響を与えているのではないかということだ。音とか匂いとか。そんな疑問をちょっと持って帝京大学の外科に1998年より勤めることになる。研究室のスペースはあるが、実験設備は皆無。ゼロからのスタートだ。幸い、その当時の第一外科の主任教授であった小平進先生のご厚意でたくさんの研究費を得ることができた。そこで新見研究室、通称「ドラえもんラボ」がスタートした。

帝京大学の大学院生、また日本大学、北海道大学、順天堂大学、ハルピン大学などの国内外の留学生に恵まれ、実験は細々と、でも着実に進んでいった。順天堂大学免疫学教室の奥村康

88002-596 JCOPY

先生・八木田秀雄先生、そして獨協医科大学解剖学教室の松野健二郎先生のご厚意でプライスレス（お金では買えないほど貴重）な援助をたくさんしていただいた。オーソドックスな実験は順調に進み、英文論文も順調に増えていった。

そんなときに、ちょっと留学中に気になった実験をやってみようと思い立った。マウスに音楽を聴かせようというものだ。まず選んだ曲は留学当時、ロンドンのコベントガーデンにあるロイヤルオペラハウスで超人気演目であった椿姫だ。これは僕自身も生で観る機会に恵まれとても感動した。ショルティの指揮、アンジェラ・ゲオルギュのソプラノであった。その時に買ったCDをマウスに、移植後から連続して常に聴かせてみた。

その実験をしてくれた中国からの留学生の女性が言うには移植心が止まらないと。そこで同じ実験を繰り返してもだいたい同じ結果であった。工事現場の音、地下鉄の音、小林克也の英語、津軽海峡冬景色、単一音などはすべて無効であった。エンヤもほぼ無効で、モーツアルトはちょっと効果があった。

こんな実験が10年後の2012年に論文になったのだ。音楽の実験は多数の実験を同一場所で行えないので、とてもとても時間がかかった。でも楽しい結果で、その論文を見て、イギリス、アメリカ、ブラジルなどのメディアが取材に来た。その英文論文も、掲載雑誌の1年間のヒット数でナンバーワンになった。多くの人が興味をもってくれたのだろう。

9月10日

飛行機は11日の朝10時40分発。当日に空港に行くのでは、何か不測の事態が生じては困るので、愛誠病院（板橋区）の外勤終了後に車で成田空港近くの全日空ホテルに宿泊した。その晩から、取材のメール攻勢が始まった。事前に世界中のプレスに受賞者を極秘でリリースしたそうだ。質問や感想、現地での取材の打ち合わせなどなどが、日本語だけではなく世界中から英語で届く。溜まってしまっては大変なので、どんどんと返信をする。結局ほとんど眠れずに朝になった。

9月11日

成田空港のチェックイン。6年ぶりだ。3ヵ月前にイギリスに留学していた当時お世話になったラボの30周年記念のお祝いで久しぶりに外国に行った。その時は羽田からの深夜便だった。国内での講演や学会でたくさん飛行機を利用するので、ＡＮＡはダイアモンド会員だ。ファーストクラスのチェックイン、ファーストクラスラウンジの使用など快適だ。でも搭乗はエコノミークラス。僕だけは無料でアップグレードするとの優しいお誘いがあったがお断りした。家族も一緒にて、エコノミークラスの3人掛けのシートで娘と家内と並んで出発。

12時間は長い。でも思ったよりも短かった。50歳まで金槌で5分のランニングもできなかったが、一念発起水泳を始め、趣味が高じて、53歳で佐渡のトライアスロン236キロ（スイム3・8キロ、自転車190キロ、ラン42・2キロ）を14時間18分58秒で完走した。一年前の9月2日のことだ。その14時間と比べれば座っている12時間は楽だ。横で子どもが遊んでいる。そして寝ている。僕はオバマ大統領のスピーチを聴いている。1分間のスピーチの練習だ。

時差の関係で、同日11日にシカゴに。入国審査を済ませてボストン行きに乗り換える。ボストンハーバーホテルには15時には到着できた。早速、取材が数件。夜はシーフードを食べにいく。生牡蠣が大好物にて、明日の発表を顧みずに20個も食べる。ホテルに帰って、家族を前にスピーチの練習。

9月12日

朝から取材。撮影。多くの撮影部隊はニューヨークからくる。昨日が9月11日にてテロ関係の取材で忙しかったそうだ。15時30分にハーバード大学のサンダースシアターに到着。東大の安田講堂みたいなものだ。こんな由緒あるところでイグ・ノーベル賞の授賞式をするのか。たいしたもんだとまた感慨にふける。待合室は地下にある。日本からの受賞がもう一組いると聞く。すばらしいことだ。涙がでないタマネギの研究らしい。これも面白い。本当のノーベル賞受賞者が4人参加する。彼らも選考委員なのだろう。そして、彼らのために用意された粗末な椅子とテーブルがこの地下の待合室にある。なんとも不思議な光景だ。

さて、同僚の内山雅照君と金相元君も同席だ。受賞論文には7人の名前があるが、脳と免疫の実験を地道に一緒に行っているのは、この3人だけ。そこでこの3人で受賞することに決めていた。1分のスピーチは面白いことをしなければならない。彼らはねずみの着ぐるみを着て、そしてピンクのハート型の枕を持ってくれた。これでねずみの心臓移植実験だとすぐにわかる。かれらの知恵に感謝。日本でも少々練習したが、やっぱり不安。でもいまさらいたしかたない。自分以上のものはでない。やるしかない。

また、取材がある。講堂2階で数社の取材を受け、そして本番に。スピーチは18時から始まる。なんとわれわれは医学賞で、それも10組の中で最初に呼ばれるそうだ。緊張は極限に達する。でも自分たちの実力以上のものは出せない。日頃の自分しか出せない。僕が生きてきた経験からの答えだ。開き直って、腹をくくって登場。一番最初にて、どうするかも詳細不明。なるようになると思って登場し、記念品をもらい、握手をして、そしてスピーチ。原稿は胸ポケットに用意したものの、原稿は見ずにスタート。

「Thank you. Thank you so much.」

オバマ大統領の演説と同じにスタート。両脇にはねずみの着ぐるみの内山雅照君と金相元君を従えて。そしてLa Traviata（椿姫）の歌を会場に向かって歌い出す。ちょっと説明をして、「We say, We hope, We believe」とオバマ大統領の真似で続ける。そして60秒。話をやめろという役割の8歳の女の子が登場。それを振り切って、家族へのお礼を言って、そして終了。上手くいった。会場は爆笑の渦だ。後日、日本のTVもこのオペラを歌う光景を流していたと。式典は90分続き、それを壇上で座って見て、笑って楽しく終了。本当にすばらしい1日だった。娘にも「パパ、格好いい」と褒めてもらった。ただの親ばかだが、それが今の生き甲斐だ。

9月13日

この日も取材あり。でも夕方はフリーだ。そこでFenway Parkに。ここはボストンレッドソックスのホームグランドだ。メジャーリーグはあまり興味なかったが、受賞が決まってからは、英語の勉強を兼ねて、日本でMLBをNHK-BSテレビで、副音声の英語で聞いていた。にわかメジャーリーグファンということだ。タクシーでFenway Parkに着くと土砂降り。とても野球どころではない。ところが僕はいつも運がいいので、雨は1時間後に上がり無事入場。席はライトスタンドの前から2列目。それもブルペンの横。つまりヤンキースの投手のピッチング練習が1メートル手前から見える。今日の先発は黒田。また運がいいね。試合は、レッドソックスが満塁本塁打で同点からヤンキースを突き放し、田沢、上原とつないで完勝。イチローも先発出場したので日本人プレーヤーをみんな見た。今期で引退するリベラもすぐそばで見られた。そんな楽しい野球観戦だった。娘とは野球場内の探検にも行き、それもまた楽しかった。夜は特大ステーキ。

9月14日。

また朝から取材。昼からマサチューセッツ工科大学（MIT）で講演。これも感動だね。PCの接続のトラブルなどがあったものの、なんとか無事に終了。夜はインフォーマルなパーティーがあり、それもまた楽しかった。なぜ旅費も自費負担かを尋ねると、「お金儲けは簡単だが、フェアでいるために企業からの協賛などは一切ない。だから自腹で来てもらいたい」と。

やっぱり名誉ある賞だ。確かに、いくらお金を積んでももらいたい人や企業はあるだろう。

9月15日

朝、ワシントンに向かって出発。知人宅に1泊。9月16日のANAで帰国。日本は17日火曜日。楽しい、楽しいイグ・ノーベル賞の旅だった。

この研究は15年前のマウスの実験に関する些細な疑問がヒントとなって導き出したものである。セレンディピティである。セレンディピティとは何かを探しているときに、探しているものとは別の価値あるものを見つける能力・才能を指す言葉といわれている。つまり、運と縁を自分に活かす能力ということだ。確かに、僕は今まで運と縁に恵まれて生きてきている。いつも誰かが助けてくれる。いつも誰かにお世話になっている。悪いことがあっても、それがいつのまにか良いことになっている。本当に人の縁に恵まれた人生だ。これからも人の縁を大切に、臨床医でありサイエンティストであることを大切に生きていきたい。本当にすばらしい賞を頂いた。皆さんに感謝だ。「This victory belongs to you.」この栄光は僕だけのものではなく、僕とかかわってきた皆さんのものだ。最後にオバマ大統領のスピーチを真似して、この徒然なる文章も終わりにしたい。

入念な準備と情熱で、聴衆を魅了♥する

坂崎弘美

はじめに

私が一番初めに講演させて頂いたのは2015年1月です。一生懸命準備して台本を書いて何度も練習し、当時は「これで完璧や！」と思っていました。しかし、今になって当時のスライドやDVDを見ると、本当にお恥ずかしい限りです。その後、いろいろな先生方のご講演を内容だけでなく、講演する側の立場として拝聴させて頂きました。自分なりに研究して一番参考になったのは、千福先生の講師育成セミナーです。スライドの作り方、講演の運び方、質問の答え方など、とても細かくいろいろなことを教えて頂きました。さらに、幸運にも実際にプロのアナウンサーの方からも教えて頂くという機会にも恵まれました。

ある時、新興医学出版社の林峰子社長と雑談していた時に、「スライドとか話し方がいまいちだと、内容がすばらしくてもちょっと残念。どうして、皆さん発表するのに、もっと真剣になれへんのかなあ。千福先生とか新見先生の講演はとてもすばらしくて惚れぼれする。私は、お二人にたくさんのことを教えてもらってほんとによかった」とお話ししたところ、何とお二人とご一緒に、講演方法について書くことになったのです。私はまだまだ初心者なので、とても恐縮しています。ただ、講演のときは、いつも一生懸命準備して情熱をもってお話ししていま す。講演に対するエネルギーには自信があります。私のような初心者の講演に対する考えが、少しでも皆様のお役にたてればと執筆させて頂くことにしました。

準備編

講演のタイトルにこだわる

いつも、まずここから始まります。「〇〇に効く漢方薬」という題名でもいいのですが、もうひとつインパクトが足りません。そして、リズミカルな感じ、一度聞いたら印象に残るような題名を考えるようにしています。今までの講演の題名は、

「知ってびっくり！　使ってHappy！　こども漢方」

「ぼく飲めた、わたし効いたよ、こども漢方」

「こども漢方服薬指導―ぼくもわたしもめっちゃ飲めるでー」

「外来がどんどん楽しくなる漢方！」

「こども漢方服薬指導―心も身体も元気いっぱいー」

「アレルギーに対する簡単漢方レシピ」


ただ、あまり行き過ぎると、メーカーのプロモーションコードに引っかかって却下されることもあります。ちなみに、「漢方スペシャルナイト」というのは大丈夫でした。「漢方薬、同じ医者なら使わな損ソン」「飲ませ方のおまけつき」は却下で、おまけとか損するとか魔法とか、そういう言葉がダメなようです。あとナンパという言葉もダメと言われました。ちょっと悔しいので、そんな場合は、講演中に口に出して話しています。口に出して言うのは今のところOKらしいです。

参加者について知ること

対象となる参加者がどんな人か知ることも大切だと思います。漢方に興味がある先生方がほとんどなのですが、初心者の先生が多いのか、ベテランの方が多いのか（私の場合はこれはまずない）、何に興味を持たれているのか？　何を期待されているのか？　などをいろいろと確認します。可能な時は、前もって主催者の方に参加者リストを頂いて、どんな先生方がいるのか、ホームページなどでリサーチしています。他にも薬剤師さんが多いときは飲ませ方を中心に、看護師さんや事務スタッフが多いときは、患者さんにどんな説明をしたらわかりやすいかなど、参加される方に合わせて内容を練っています。講演は、演者ではなく、実は参加者が主役なのです。

スライドを作る

講演するにあたって、スライド作りは一番大切です。どんなにいい内容でも、いまいちのスライドだとがっかりしてしまいます。スライドの作り方は千福先生の講師育成セミナーでたくさんのことを教えて頂きました。千福先生が詳しく執筆されると思いますので、私からは簡単に気をつけていることを書いてみます。実際に初期のころのスライドと、千福先生の講師セミナーでスライド作成方法を教えてもらってからの最近のスライドを比べて見てください。

①スライドのサイズはそれまでは、標準の4：3で作っていましたが、千福先生に35ミリスライドが一番見やすいと教えて頂きました。今まであまり気にしていませんでしたが、多くの先生がそのサイズを使われています。35ミリスライドは横長になるので、行数が長くならないし、後方の席からも全体が見えます。さらに、スライドもとても作りやすくなります。標準サイズだと縦長なので、後方からは下のほうが見えにくい場合があります。

②スライドバックは、白で上の方がブルー、これが好きでずっと使っています。「ピンクが好きならピンクにしなくちゃ」と言われたこともあって、一度ピンクも作ったことがあるのです

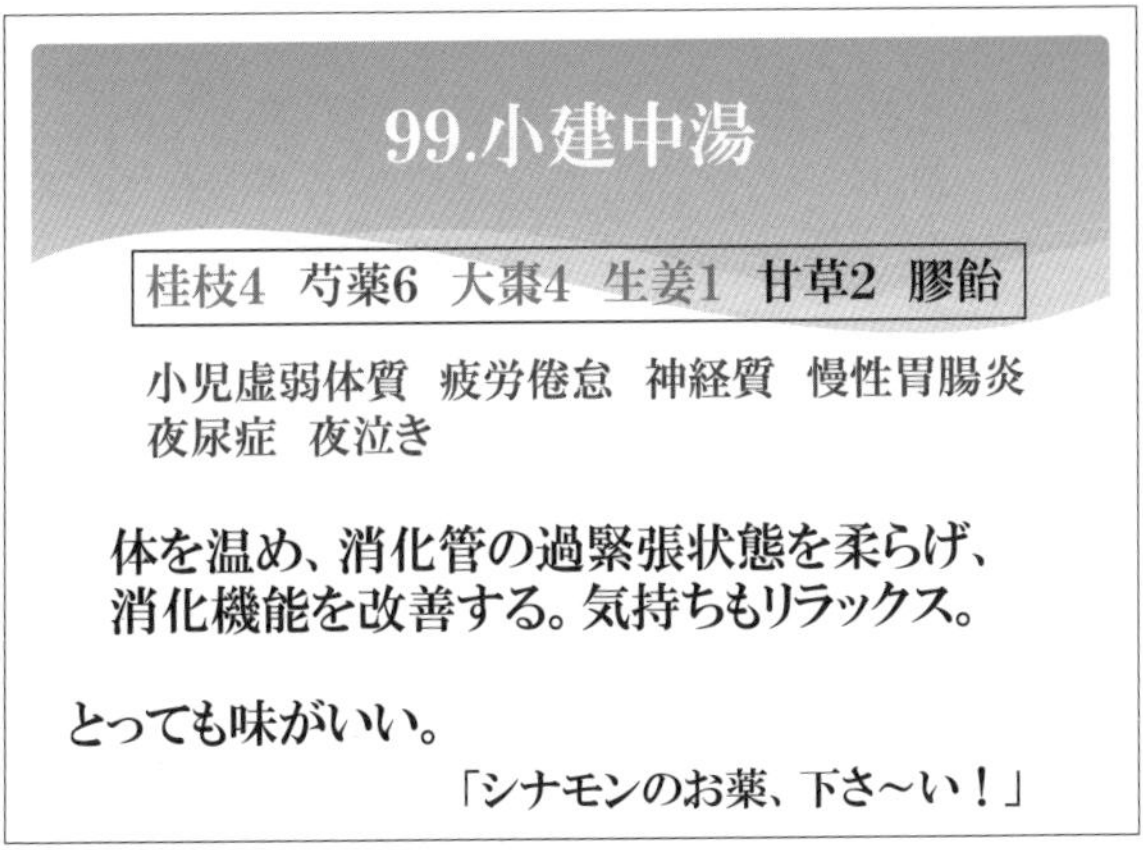
99.小建中湯
桂枝4　芍薬6　大棗4　生姜1　甘草2　膠飴
小児虚弱体質　疲労倦怠　神経質　慢性胃腸炎
夜尿症　夜泣き
体を温め、消化管の過緊張状態を柔らげ、
消化機能を改善する。気持ちもリラックス。
とっても味がいい。
「シナモンのお薬、下さ～い！」

初期のスライド

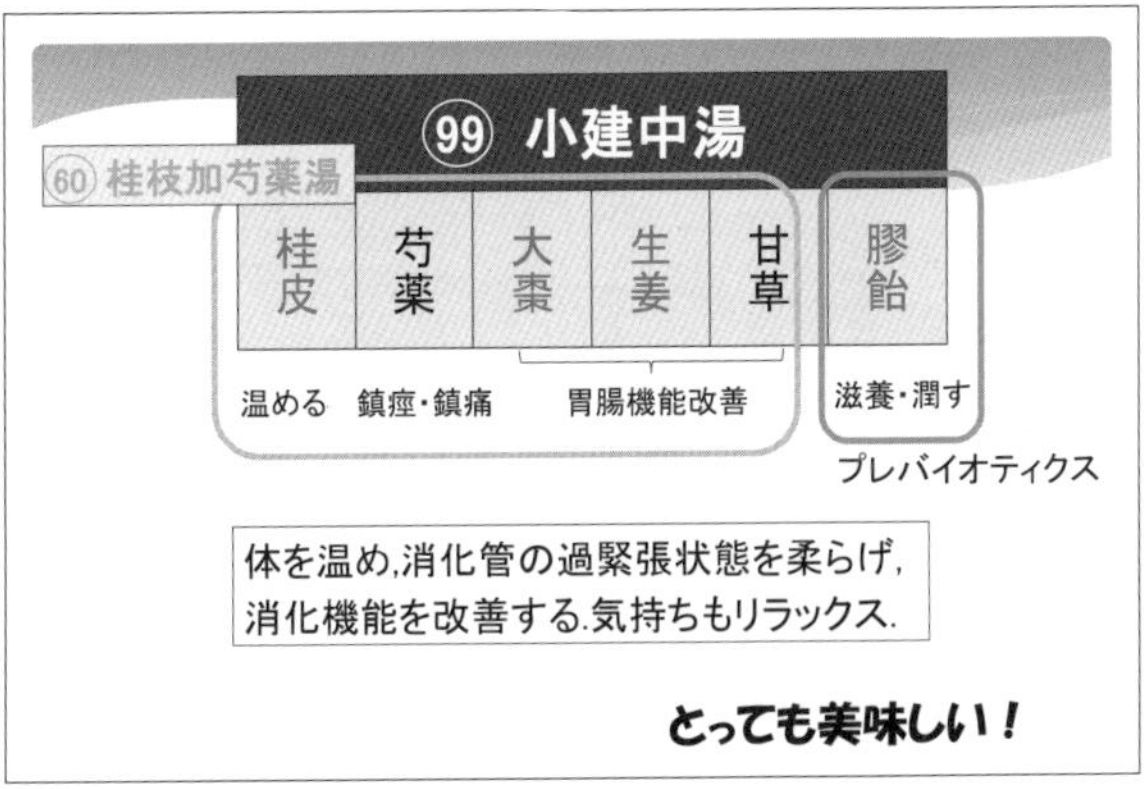
99 小建中湯
60 桂枝加芍薬湯
桂皮
芍薬
大棗
生姜
甘草
膠飴
温める
鎮痙・鎮痛
胃腸機能改善
滋養・潤す
プレバイオティクス
体を温め,消化管の過緊張状態を柔らげ,
消化機能を改善する.気持ちもリラックス.
とっても美味しい！

最近のスライド

が、見ていて目がチカチカしました。やはりブルーのほうが目に優しいですね。ちなみに千福先生は紺色、新見先生は白色バックがお気に入りのようです。

③せっかくスライドを使って話をするので、視覚化したほうが伝わりやすいと思います。文字ばかりのスライドではなく、できるだけ図表にできるように工夫することが必要です。また、文字ばかりの場合も7行までにしています。これは新見先生に教えて頂きました。文章が長いと、無駄な言葉が出てきますし、何が言いたいのかわかりにくくなります。文章を短くすると、自分の中で理解し整理してまとめることができます。もしもっと言いたいことがあるのでしたら、講演のときに説明すればよいのです。とにかくスライドは見やすくが鉄則です。

④文字のフォントは、千福先生お勧めのMS Pゴシックです。強調したいところはHGP創英角ポップ体を使っています。時々、視力検査かと思うほど細かい字のスライドがありますが、本文はできれば24ポイント以上、せめて20ポイント以上が必要です。行間は、既定のものだと狭くごちゃごちゃするので、千福先生お勧めの1・3行へ必ず変換しています。句読点は、「、」「。」ではなく、「，」と「．」にすべて変換しています。こちらのほうが見た目がスマートです。

⑤文字の色

私はカラフルが大好きなのですが、スライドの文字はできるだけ3色ぐらいまでにおさえています。あまりたくさんの色を使うと、何を強調したいのかわかりにくくなってしまいます。派手すぎるスライドは、上品さに欠けてしまい、かえって見にくいのです。イラストは無料素材から選んで、いろいろ使うと楽しいのですが、これも度を過ぎないように注意していきます。あくまで「可愛く上品に」が私のモットーです。

⑥アニメーション

アニメーションは、話にあわせてスライドに文字や図を登場させる機能で、とても便利です。私は登場させるのは「アピール」、消す場合は「クリア」を使っています。他にもズーム、ターン、バウンドなどもありますが、目がチカチカして気持ち悪くなってしまいます。さらに1枚のスライドに何回もアニメーションがでてくるのも気が散って、何を強調したいのかわからなくなりますので、せいぜい1個か2個ぐらいが適当なのではないかと思います。

⑦写真

漢方薬の飲ませ方をお話しすることが多いので、写真がとても多くなります。主催者側にスライドをあらかじめメールで添付するため、画像はできるだけダウンサイズして、電子メール用まで下げています。それでも十分綺麗に映ります。また、スライドの中に、動画を使うとわかりやすく、講演のときに皆さん注目して下さいます。スマホですぐに動画がとれるので、最近動画を使うケースが増えました。

⑧スライド枚数

私の場合、講演時間は、たいてい1時間ぐらいです。一度の講演に、あれもこれもたくさん伝えたいといつも欲張りになってしまいます。最初のころは、1時間講演でスライド100枚も作っていました。どう考えてもスライドが多く、時間オーバーにならないように早口に拍車がかかりました。たくさんのことを短時間で伝えようとしても印象に残りません。伝えたいことをしぼって、スライドを削る勇気も必要だと、やっとわかりました。私の場合、最近では1時間講演でスライド70~80枚で、ちょっと余裕をもってお話しすることができます。

⑨その他

漢方エキス剤の説明をするときは、表を使って生薬を縦書きにするとわかりやすくなります。また、エキス剤には番号がついているので、スライドには番号も一緒に記載したほうが親切です。①から㊿までは○をつけることができますが、51から138までは○の図形をつくってひとつずつ番号に合わせる必要があります。とても面倒な作業ですが、これも見やすいスライドのためです。ひとつずつ頑張りましょう。

台本

講演をする際、必ず台本を書くようにしてます。スライドを見ながら、実際に文字に書き起こすといろいろな気づきがあり、話の流れ、段取りをスムーズにできます。また、よいアイデアを思いついたら、そこに記入もできるのです。実際に話してみて、言い回しが変だと気づくこともありますし、前後関係がうまくいかないときは、順番を変えることもできます。最初のころは、台本を見ながら何度も話す練習をしていました。面倒かもしれませんが、文字に書きおこすことは決して無駄ではありません。ただ、完璧な台本を作ってしまうと、それに縛られてしまい臨機応変に対応できなくなります。あくまで段取りで、実際に講演するときは、台本は見ません。しかし、あらかじめ台本を作って、忘れてしまいそうなこと、絶対伝えたいことなどをマークしておくと、後でとても役に立ちます。

配布資料

やはり講演には配布資料が必要だと思います。そこにいろいろ書き込めるし、最初にどんな話か、さっと目を通すこともできます。漢方クッキングなどのレシピなどは、時間内に詳しい作り方まで説明できませんので、後で参考にして頂けます。ただ、資料が当日の講演スライドと全く同じだと、参加者は下ばかり見てしまいます。「たまには前をみてね。メモもとってね」という気持ちをこめて、わざと少し変更するようにしています。

リハーサル

最初のころは、実際の講演のリハーサルを何度もきちんとしていました。ただ、15分ぐらいの発表なら、時間はかかりませんが、60～90分講演の場合は時間がかかって大変です。しかし、リハーサルなしの本番は時間どおりに話せるか不安が残ります。実は私はランニングが趣味のひとつなのですが、ちょうど10キロ走ると1時間ぐらいかかります。今では、講演のリハーサルをしながらランニングするようにしてます。すると、10キロもあっという間ですし、講演のリハーサルもできるし、一石二鳥です。走るのはちょっととと思われる方は、ウオーキングしながらでもいいかもしれません。運動しながらのリハーサル、なかなかいいですよ。

ドレスアップ

講演が決まったら、実は一番先に「何を着て行こう」と考えているのです。気に入ったお洋服が見つかった時は、講演までのテンションがものすごくあがります。なかなか決まらないときは、ちょっと気持ちが乗れません。バチッとお洋服が決まったら、次は靴、アクセサリー、バッグ、ヘアアクセサリーまでコーディネートです。あれやこれやと自宅でファッションショー、これはきっと女性にしかわからないかもしれませんね。講師の方でも、たまに身だしなみが悪い先生もいらっしゃるのですが、ちょっとがっかりしてしまいます。千福先生も新見先生もいつもバチッと決まっていて本当に素敵なジェントルマンです。人間やっぱり見た目も大切なのです。見た目で参加者を引きつけることもあると思うのです。

感謝の気持ち

講演の際、いつも聴いて下さってありがとうという感謝の気持ちでいっぱいになります。お忙しい中、わざわざ大切な時間を割いて聴きに来て下さっている、その期待に応えたい、少しでも興味を持って頂きたい、喜んでもらいたいと思っています。その思いが伝わりますように、準備の段階から精一杯を心がけています。

実践編

時間オーバーはダメ！

講演時間を必ず守るのはとても大切なことです。新見先生は「どんなに良い発表でも時間をオーバーするものは信用できない」とお話しされていました。確かに、素晴らしい講演でも、時間内に終わらないと、少し残念な気持ちになります。講演後に予定のある先生もいらっしゃるし、聴いて下さる方のことを考えると1分でもオーバーできないのです。私は、いつも発表するときに、そばにマイタイマーを置いて常にそれを気にしています。時間をコントロールすること、時間内に終わること、これも鉄則です。

早口

私は、普段からとても早口なのですが、講演でも時間を気にするばかり、ついつい早口になっています。なんと、「早口すぎて何を言っているかわからない」と感想に書かれたこともあります。特に初めて講演した時のＤＶＤを見たとき、自分でも早送りかと思ったくらいなのです。それ以降、できるだけ早口にならないように、気をつけるようにしているのですが……。当日タイマーを見ながら、最後まで話さなきゃとつい早口になってしまうことも多く、とても反省しています。話の間をとるのが大切なのですが、それはとても難しいのです。アナウンサーの方からは、句読点の「、」は1拍、「。」は2拍、改行は3~5拍ぐらいがよいと教えて頂きました。新見先生も上級者になってくるとわざと講演の中で沈黙を作るとお話しされていました。「私もこれからは沈黙を作ってみます」とお話ししたところ、「先生はまだ沈黙がなくてよいよ」と言われました。いつか、私も沈黙を上手く使うことができればと、研究中です。

スライドを読まない

スライドに書いてあることを、そのままゆっくり読む先生もいらっしゃいます。もちろんそれが良い場合もあるのですが、聞いていて退屈になってしまうこともあります。私は話を聞いてもらうために、スライドをそのまま読まずに少し言葉を変えてお話しするようにしてます。また、メモをとってもらうことも必要なので、わざと大切なことをスライドに書かないこともあります。

本当の役割

「面白かったよ」「楽しかった」「勉強になりました」と感想を頂くととても嬉しくなります。しかし、それだけでは自分の本当の役割を果たしたことにはなりません。「私も、明日から漢方薬を使ってみます」「先生の講演を聴いて、漢方薬に興味をもって使うようになりました」と思って頂きたいのです。そして多くの先生に、実際に明日からでも漢方薬を使ってもらい、診療の幅を広げて頂く、これこそ最大の役割だと思っています。

講演スタイル

漢方薬をお子さんに飲ませる方法のテーマで講演を頼まれることがよくあります。その際、最初に講演をして、あとは実際に参加して頂いて、一緒にいろいろな食材を漢方薬と混ぜて味見をする実演をしています。実物をみたり、実際に味見したりするのはとてもインパクトがあると思います。また、実演の時は、参加者と距離が縮まり、いろいろな質問もでて会話が弾みます。実際、一方通行の講演よりも、このような参加型のほうが印象に残り、私自身もとても楽しいのです。味見実演の準備は漢方料理を作ったり、漢方薬と混ぜるものを用意したりと大変なのですが、頑張った分、参加者の方も喜んで下さいます。今後も講演＋参加型の講演会をしていきたいと思っています。

最初のツカミ

「皆さん、こんにちわ！　大阪のさかざきこどもクリニックのさかざきです！」最初に、最大のパワーで挨拶します。その後は、直接本題に入ってもいいのですが、少しだけ私のことを知ってもらおうと自己紹介や、漢方薬を使うきっかけなどをお話ししています。最初の話は、ほかにお天気のことや、会場近くで見たことなどいくらでもあります。「今日の先生、めっちゃ元気や、なんか面白そう」と思って頂けるように最初のツカミから頑張っています。しかし、そのまま全力で話してしまうと、参加者の方も疲れてしまいます。最初のツカミでテンションをあげて、その後は少し控えめに、だんだん盛り上げるように心がけています。

笑い

講演の中で、少しでも笑いがあれば、会場の雰囲気がなごみお話ししやすくなります。さらに、どんな時でもできたら笑いをとりたいと思うのが大阪人の性です。それも「くすっ」ではなくて、「ドカーンと大笑い」があれば嬉しいのです。それればかり考えていると内容がおろそかになってしまうのですが、実はいつも気にかけています。ただ、同じ内容でも参加者によってうけたりうけなかったり、笑いはやっぱり難しいですね。

講演のシメ

時間がなくなって、最後のスライドがバーッと早送りになっている講演をお聴きしたことがあります。それまでの内容がよかったのに、尻切れトンボで印象に残らずもったいないと思いました。私の場合、最後のシメはしっかり作るようにしています。もう一度、私の伝えたい思いを箇条書きにして、心をこめます。そしてラストに必ず入れる言葉は、「多くの先生方に漢方薬の良さを知ってもらい、一人でも多くのお子さんが、漢方薬を楽しく飲んで元気になってくれればと願っています」。これが、私のぶれない伝えたい思いです。そして、最後の言葉は、

「以上です」、少し間をとって、「ご清聴ありがとうございました」、それから演台から降りてお辞儀をします。聴いて下さってありがとうという心からの感謝の気持ちです。

先日、講師の先生と一緒に全員でTake for messageを読み上げるという講演がありました。会場の先生方は少し恥ずかしそうにされていましたが、声をだして読むととても印象に残っています。こんな方法もあるのかと、とても感銘を受けました。

姿勢

講演中は、背筋を伸ばして、姿勢を保つようにしています。実は、ダンスのために普段から毎日体幹トレーニングをしているのですが、それがとても役に立っています。よく身体を揺らしながらお話しされる先生がいますが、演者の動きが気になります。上半身を安定することは大切だとつくづく思います。自分の講演のＤＶＤで話している姿を見て、矯正することも必要です。体幹トレーニングは、下向き、横向き左右でたったの3分です。安定した上半身、美しい姿勢のために、ぜひお勧めします。アンチエイジング、ダイエットにもよいですよ。

レーザーポインター

講演中ずーっと、レーザーポインターをぐるぐる回している先生もいらっしゃいます。ポインターがずっと動いているので、どこを指しているのかわかりにくし、ずっと見ていると気持ち悪くなることもあります。レーザーポインターをぐるぐる回さないというのは新見先生に教えてもらいました。それ以来、私は、ほとんどレーザーポインターを使わなくなりました。どうしても使いたいときは、説明しているところを指すだけにしています。

演台での位置

私は、演台に立って、そのままの位置で話しています。そこから出るのは、最後にお辞儀をする時だけです。ところが、演台より前にでてお話しをする先生もいらっしゃいます。ある先生は舞台上で、前に前にでて話されるので、舞台から落ちるのではないかと心配しました。また、ある先生は講演会場を前後左右と自在に動かれていました。演者が動き回るとスライドよりそちらを注目してしまうのですが、お二人ともすばらしいご講演でした。よほど自信がある場合しかこの方法はできないかと思います。面白そうだけど、私にはきっと無理ですね。

緊張

よく、「先生、ぜんぜん緊張しないんですね」と言われますが、実は私だって緊張しているのです。特に演台に立ってから、話し始めるまでが一番のピークです。ただ、「皆さん、ちゃんと聴いてくれるかなあ、失敗したらどうしよう」という自信のなさからくる緊張ではありません。「これからめっちゃ楽しいことが始まる。この時間を精一杯楽しみたい」という高揚感からくる緊張です。それが、とても心地よいのです。そして、マイクを持って話し始めたら、その緊張はほぐれて興奮に変わっていきます。いつも通りにできるに違いないという強い思い、それは一生懸命準備している自信から湧いてくるものだと思います。

声のトーン

講演で話すときは、いつもより高い声にしています。そのほうが注目が集まるからです。ただ、ずっと高い声で早口が続くと、聴いているほうも疲れてきます。途中、ちょっと声を低くしたり、重要な内容はわざとゆっくりにしたり、声の高さ、スピードに緩急をつけることが必要だと思います。ずっと同じ調子で単調ですと、聴いているほうは眠くなってしまいます。また、下を向いていたり、スライドばかりみていたら声は届かず、その結果、気持ちも届きません。自身のエネルギーを声にのせて、皆様に届けることが大切です。そして、良い声をだすためにはやはり腹式呼吸なのです。声が嗄れそうになったとき、予想外のトラブルが起こったとき（パソコンのフリーズなど）に腹式呼吸をするとあわてず落ち着いて講演を続けることができるのです。

目線の配り方

いつも講演会場全体を見てお話するようにしていたのですが、あるとき、会場全体をZの文字に見渡すとよいと教えて頂きました。そして目があえば一度止めて、少し見つめて話をします。すると、聞き手は自分に話しかけられているような感覚になるのです。また、どの講演会でも必ずうんうんうなずいて下さる方がいます。そんな方を見つけると、味方ができたようでとても嬉しいのです。うなずきさんを見つけること、それが楽しみのひとつにもなっています。それで、私も他の先生方のご講演を聴くときは、必ず「うんうん」とうなずくようになりました。そういえば、千福先生もいつも「うんうん」とうなずきながら聞いていらっしゃいます。

表情

表情はあまり気にしていませんでしたが、あるとき講演中の写真を撮って下さった方がいました。何がそんなに楽しかったのか、ほとんど笑顔です。きっと講演するということ自体が楽しいんでしょうね。ふざけているのかと言われるかもしれないけど、怖い顔して話すより、そのようがよいと思います。しかし、ずっと笑っているのではなく、深刻な話をしているときは深刻な表情、ちょっと悲しいお話をするときは悲しそうに、感情を表情や声で表現することも相手に気持ちを伝えるのにとても役立ちます。

身振り手振り

私は左手でマイクを持って、右手はあまり動かすことはありませんでした。新見先生は、スタンドマイクで、聞かせどころは、両手を肩より上にあげて熱弁されています。お聞きしたら、これも意識的にされているとのことで、とてもインパクトがあります。それ以来、私も右手を大きく使うようになりました。講師セミナーでも手を有効に使うことを教えてもらいました。アナウンサーの講師の先生は、マイクを持ちなおして、右手も左手も自由自在に使われています。自分の身体の中で手を動かしても目立たず、肩より上、身体よりはみ出して、大きく動かすと印象的です。ただ、ずっと動いていると落ち着きがないように見えるので、強調したいところ、聴いてほしいところでバリエーションをつけるのが大切です。「麻黄湯《まおうとう》㉗は4つの生薬から構成されています」とお話しするときは、肩より上にして指を4本出して示す。「そう思って頂けるかどうかが腕の見せ所です」の時は、右手で力こぶポーズなど、突然できるものでもないので、これもあらかじめ練習が必要かもしれません。

麦門冬湯《ばくもんどうとう》

講演前に、必ず麦門冬湯《ばくもんどうとう》㉙を飲んでいます。この漢方薬は、のどや気道を潤す作用がありますので、口の中が乾燥せず、最後までええ声でお話できます。ぜひお試しください。これは、冬の混雑している外来で、長時間話さないといけない時も大活躍します。ただ短時間で効果が切れるので、講演のときは1包でもよいのですが、外来診療のときは2～3時間おきにお世話になっています。ちなみに、あがり症のある先生は抑肝散《よくかんさん》㊹を飲むと、緊張せずに講演できると言われていました。ひどく緊張するときは2包飲むそうです。また、補中益気湯《ほちゅうえっきとう》㊶を飲んでパワーアップする先生もいます。人によってそれぞれですが、講演前のお気に入りの1包、お勧めです。

会場の確認

講演する場合は、必ず1時間前には会場に到着して下見をします。余裕をもって、スライドの順番、またビデオなどの動作確認をします。万が一、Power Point が映らなかったら大変です。以前、主催者側のパソコンでビデオが映らなかったことがあります。その時は、たまたま自分のパソコンを持参していたので大丈夫でしたが、何があるかわかりません。それ以来、USBデータだけでなく自分のパソコンも必ず持参するようになりました。他には、マイクの位置、レーザーポインターの使用方法なども確認します。また、前もって、演台から会場全体を見渡しておくと、イメージがわいて落ち着くことができるのです。

会場の明るさ

暗くするとスライドは見やすくなるのですが、お疲れの先生は眠くなってしまいます。ある程度明るくしたほうがよいと新見先生がおっしゃっていました。ほかにも、真っ暗にすると、会場の先生方のお顔も見えにくくなります。私も少し明るめでお話しすることにしています。

「あのー」「えーっと」

よく会話の中で、口癖のように「あのー」「えーっと」と言う方がいます。きっとご本人は、無意識で気づいていないかもしれません。しかし、聴いているほうはとても気になりますし、何だか頼りない印象をもってしまいます。ぜひとも、自分の発表を録音やＤＶＤで確認してみて下さい。何が言いたいのか話のゴールをしっかり決めておくと「あのー」や「えーっと」は出てこないはずです。やっぱり発表するからには、台本を作ってセリフを決めましょう。そして、しっかり練習することが大切なのです。

質疑応答で注意していること

講演の最後の質疑応答の時間が、結構好きでワクワクしています。質疑応答の際に気を付けていることは以下の4つです。

①まず「ご質問ありがとうございます」と感謝します。

②ときどき、質問内容がわかりにくくことがありますので、質問内容を確認して自分の言葉で言いなおします。「ご質問の内容は○○ですね」

③質問数を確認してメモをとります。たくさん質問されると、ひとつ答えた後に次の質問が何だったたか、忘れてしまうのです。新見先生は、いつも質問はひとつにして下さいと言われていますが、確かにひとつずつ質問して頂いたほうがわかりやすいのです。複数の質問があってもまずはひとつずつにしてもらう、これは質問者のマナーでもあります。

④最後に「これで宜しいでしょうか」と確認します。

質疑応答の時間に質問がない時は、本当にがっかりして、ちょっと寂しくなります。たいていは座長の先生が、必ず質問を用意してくれています。それでもまだ時間があるときは、自分から「よく質問されることは○○で、それに対しては○○です」とお話しできるように準備しておくとよいかと思います。

質問に答えられない場合

私は東洋医学会の専門医でもないので、難しいことを質問されてもわからないこともたくさんあります。その場合、必ず会場にとても詳しい先生がいらっしゃるので、「○○先生は、どうお考えでしょうか」とその先生のご意見をお聞きするようにしています。また、「わかりませんので、調べてお答えするようにします」と正直に言うことも大切だと思います。

講演の後も

ひとつの講演が終わると、ほっとします。全エネルギーを注いでお話しするので、終わった後は抜け殻のようになってしまいます。しかし、ここからも本当の勉強です。「良かったよ〜」と言って下さると、とても嬉しいのですが、何か気付いたことを言ってもらったほうが勉強になります。メーカー主催のものですと、アンケート用紙があるので、そこにいろいろ書いて下さると、とても参考になります。もちろん辛口の意見もあります。アンケートの中で一番ショックだったのは、「早口過ぎて何を言っているかわからない」でした。しかし、「スピーディでちょうどいい」というご意見もあります。参加者全員に満足してもらうのがベストですが、なかなか難しいと思います。しかし、指摘は真摯に受け止めて、次にむけて改善する努力が必要です。また、アンケート用紙に質問を書いて下さる方もいて、丁寧にお返事するようにしています。実は、私は他の人の講演でのアンケート用紙は、ほとんど感想を書いていませんでした。しかし、逆の立場になって何か書いて頂いたらとても嬉しいことに気づき、それからはいろいろと書くようになりました。

他人の講演

他の先生方のご講演を聴くのもとても勉強になります。もちろん内容を理解するために参加しているのですが、講演のスキルを学ぶこともできるのです。スライドのわかりやすさや間のとり方、話し方など参考になることがたくさんあります。一方、「ここはこうしたほうがいいなあ」「面白い内容なのに、スライドの字が小さすぎてみえない。もったいないなあ」「姿勢がもうひとつやわ」「元気がないから迫力にかけるなあ」など、どうしたらもっと良くなるかを考えながら聴いていることもあります。偉そうに書いてしまいましたが、他人から学ぶことはたくさんあります。

講演は舞台と同じ

以前外来は舞台と同じと書いたことがあります。外来は小舞台で1人対1人、講演は大舞台で1人対多数です。私は趣味で20年ジャズダンスをしていますが、ダンスの舞台のときは、本番に向けてたくさん練習します。十分な練習とダンスに対する情熱で自信をもって、舞台にのぞむことができるのです。講演もこれと同じだと思います。入念な準備と練習、そして伝える内容に対する情熱です。自分の伝えたい思いをスライド、声、表情にのせて、情熱をもってお伝えすることができれば、きっと参加者の方の印象に残るすばらしい講演になるのではないでしょうか。

最後に

講演することは本当に素敵なことだと思います。最初は、「私なんか、とてもとても」と思っていました。実際何を話したらよいかわからなかったし、スライドの作り方もあまり知りませんでした。ところが、講演することによって、本当は自分が一番勉強になりました。準備の段階で、多くの書物を読んで、今までのいろいろな知識を確認して、まとめる機会になります。

皆さんがどんなことを知りたいかもわかってきます。さらに、講演するたびに多くの素晴らしい先生方と出会うことができました。私のような初心者でも努力することによって、講演することができました。最後に、私の講演を聴いて下さった皆様、文章を読んで下さった皆様に感謝したいと思います。

発表が引き立つ スライドテクニック

千福貞博

見やすいスライドの作り方

見やすいスライドで講演をすると、内容が引き立ち、インパクトを与えることができます。さらに、自分で納得のいくスライドを作り、それを見ながら発表すると、自信を持って講演することもできます。ぜひスライドテクニックを身につけて下さい。ここでは、医学会の発表などを中心に説明しますが、基本をマスターすればどんな場面でも応用がきくと思っています（**表1**）。

まず、基本中の基本ですが、スライドはWindowsのPower Pointを使って作成するようにして下さい。学会によってはMacintoshでも対応可能なこともあります。しかし、会場に行って、ダウンロードすると文字化けがみられたり、最悪、スライド映写不能になったりもします。これでは、せっかくの苦労が台無しです。「自分のノートパソコンを持って行くから大

表１　スライド作成のポイント

1. PowerPoint（Windows）使用	8. 色
2. 見やすい大きさ	9. 枠囲い、吹き出し
3. フォントとサイズ	10. イラスト
4. 行間	11. 写真
5. 強調	12. ダウンサイズ
6. アニメーション	13. 表をうまく使う
7. スライド番号	14. 漢方番号（おまけ）

丈夫」と考える方もいますが、これも危険です。コネクタが違ってつなげなかったり、プロジェクターとの性能が合致していなかったりすると、やはり映写不能となることがあります。実際に、私が会場係をしていて、演者が持参したパソコンと会場のプロジェクターとが合致せず、その道のプロが修復を試みるも完璧には治せませんでした。内容がすばらしかっただけに、とてももったいない気がしました。自分のパソコンを持参する場合は、最悪に備えて会場の Windows の PowerPoint で映写できるスペア・スライドをＵＳＢなどに入れて持っておくのが、最善の方法だと思います。またスペア・スライドは、動画やアニメーションは極力少なめにして、映写の確実性を高めておくと安心です。

スライドの大きさ（サイズ）

一番初めにスライドの大きさを決めておかず後で変更すると行、矢印や写真などがずれたり、最悪の場合、何もかもがスライド枠からはみ出たりして、収拾のつかないときがあります。こうなると1枚目から最後まで、全部作り直しをしなければならなくなります。

PowerPointを立ち上げて、そのままスライドを作ろうとすると、**図1**のグレーの部分にある標準の4：3に設定されたスライドが出てきます。これで作成すると聴衆の目には縦長に感じられます。

次に設定されているワイド画面の16：9では、今度は横長に感じられます（**図2**）。つまり、スライドの縦横比が黄金比に近いと、見た目に安心するのだと考えられます。その意味では、A4という黄金比そのものの縦横比もあるのですが、私は昔のカメラで撮影したスライドの大きさが好きで「35ミリ」というのを選択して作っています。いろいろ作って、自分の好みを決めて下さい。

35ミリに設定する方法を**図3**に示します。

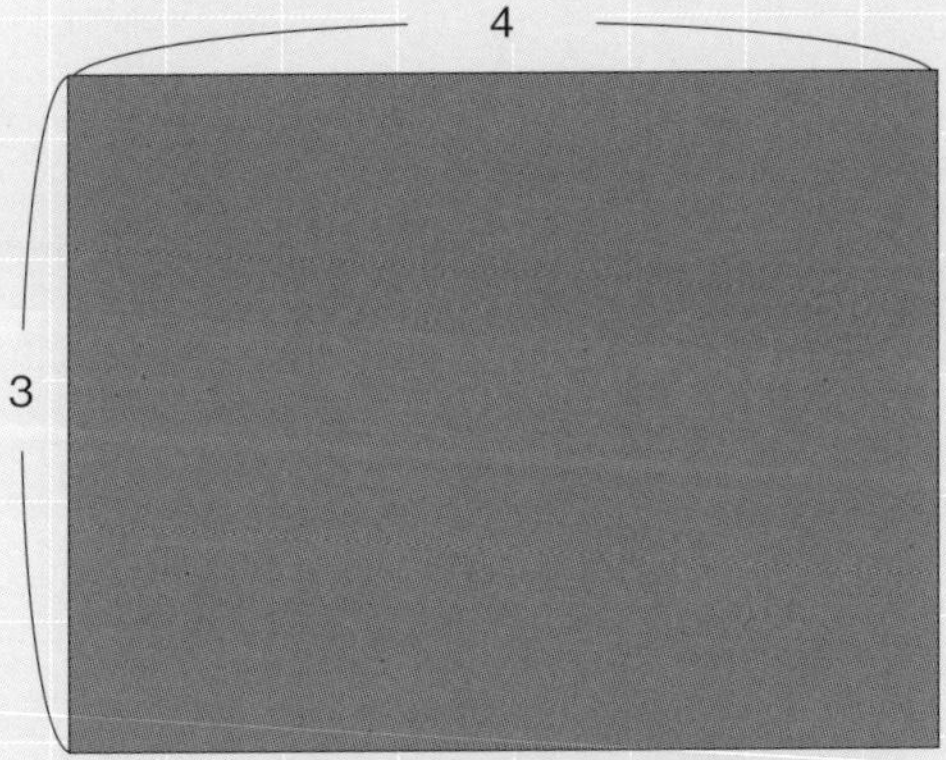

図１　スライドの縦横比（標準４：３）

スライドが縦長に感じられ、文章だけだと行数が多くなる。このため、演者はスライドを作りにくい。

また、会場でスクリーンに映すと縦長のため、聴衆は上下に少し首を振らなければならない

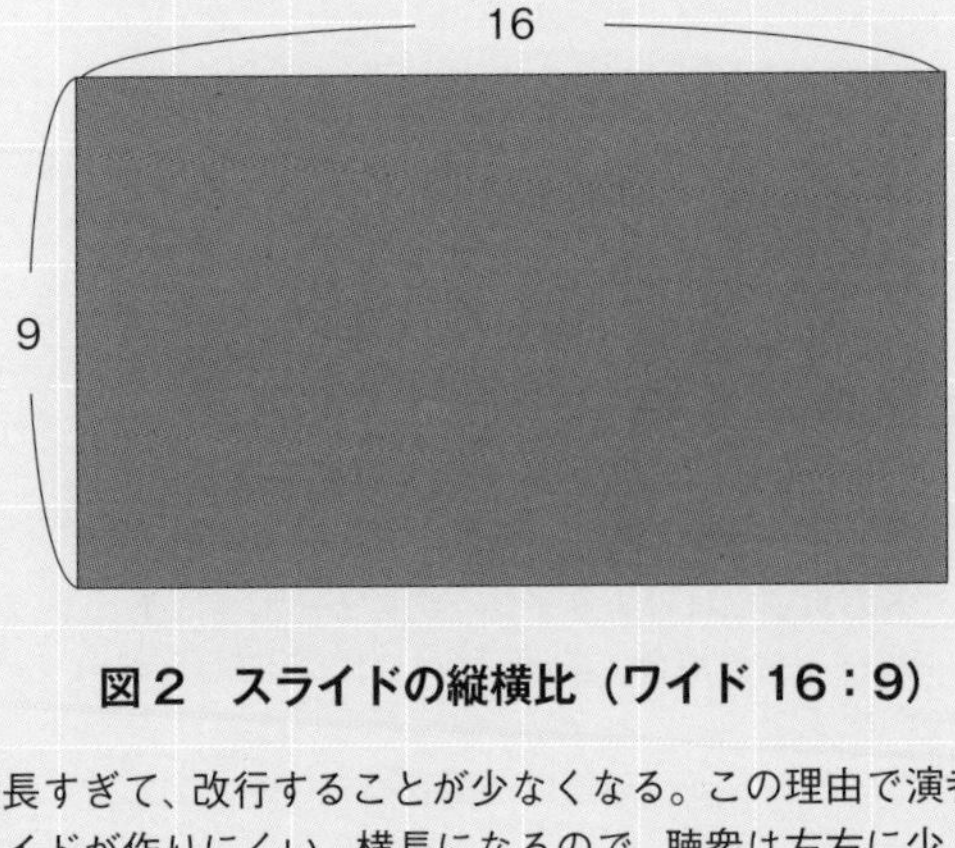

図２　スライドの縦横比（ワイド16：9）

横長すぎて、改行することが少なくなる。この理由で演者はスライドが作りにくい。横長になるので、聴衆は左右に少し首を振らなければならなくなる

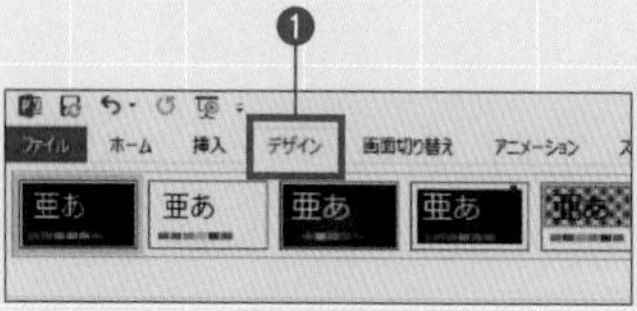

①メニューバーから「デザイン」❶を左クリック

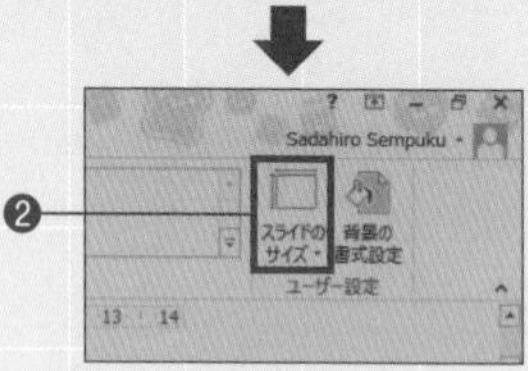

②「スライドのサイズ」❷を左クリック
③「ユーザー設定のスライドのサイズ」があるのでこれも左クリック

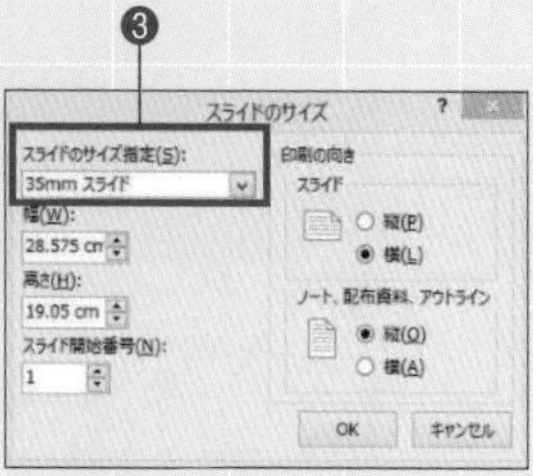

④❸から「35 mm スライド」を選んで左クリック．OKをクリックしてサイズを指定

図3　35 mm スライド設定

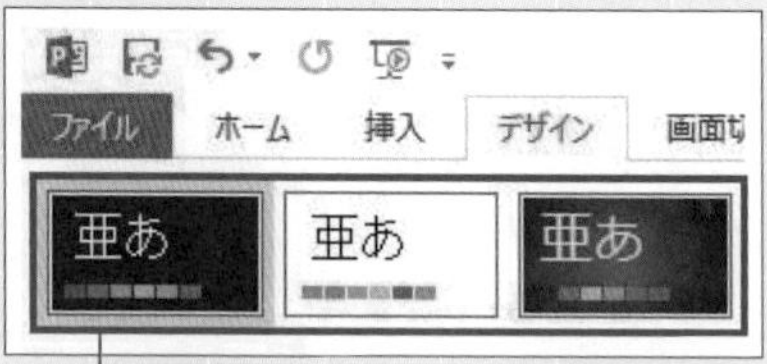

この3種類が使いやすい！

・スライドのバックは「デザイン」の中から好きなものを選ぶ
・ブルーがバックの場合、字が「白」になって目が疲れない。色も使いやすい
・スライドのバックは、最後に一括変換も可能
・サイズは先に決めないと内容が全部ずれるので注意！

図4　スライドのバックを選ぶ

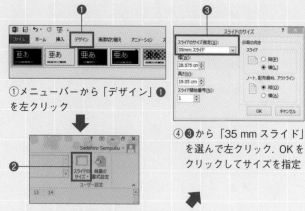

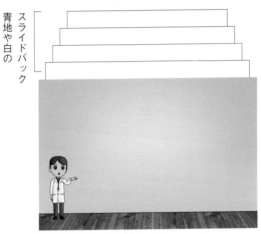

図 5　強調したい場面でスライドバックを変える

次にスライドのバックを決めます。これは、演者の個性が出るかと思いますが、あまり派手なものを使うと、聴衆の目が疲れてきます。青地のバックが一番見やすいと考えます（**図4**）。

私のテクニックとして、あまりにも凝ったスライドバックは見にくくて飽きます。話が変わるときの表題のスライド、あるいは、途中でストーリーを軽くまとめたいときにバックを変えます。聴衆もここで話が変わるのだなという覚悟ができます。もちろん、最後のスライドである「まとめ」に使うのも効果的です（**図5**）。

ついでに、PowerPointには「レイアウト」がいろいろとあります。この定型レイアウトを使うと枠の中に入るように文字の大きさを自動的に変更してくれます。全てのスライドの枠組みが決まるので、見た目も安定していて良いような気がします。しかし、これが「くせ者」なのです。調子に乗って文字を入れていくと、前後のスライドと文字の大きさが異なってくるため、バランスが非常に悪くなります。つまり、聴衆からすると「見た目に悪いスライド」となります。私はレイアウトを一切使わずに「白紙」という項目を選んで、文字の大きさを変えないでスライドを作っています（**図6**）。後述しますが、全部をこの「白紙」で作っておくと、マスタースライドのところで「ページ表示」を作るときにも操作が簡単です。

「Office テーマ」を使用した場合

症例1　46歳，男性

- 主訴　スライドがうまく作れない
- 既往歴　大きな学会で1回講演して，スライドが見にくくて失敗
- 家族歴　特記すべきことなし
- 現病歴 「新しいスライド」のところにある Office テーマの中から「タイトルとコンテンツ」 という形式のものを そのまま利用して，スライド作りをしていると このような形になります．何となくバランスが悪いことはわかっていました．

このようにOfficeテーマの書式が優先されてしまいテキストを読むのに違和感が生じる。

「白紙」を使用した場合

○

症例1　46歳，男性

主訴　スライドがうまく作れない

既往歴　大きな学会で1回講演して，スライドが見にくくて失敗

家族歴　特記すべきことなし

現病歴 「新しいスライド」のところにある Office テーマの中から「タイトルとコンテンツ」 という形式のものを そのまま利用して，スライド作りをしていると上のような形になります．

何となくバランスが悪いことはわかっていました．

しかし，白紙からはじめると，サイズが変わらず安定します．

図６　スライドは「白紙」を選択

文字（フォントとサイズ）

スライドのフォントは最初にPowerPointで規定されているMS Pゴシックを使うのがベストと思っています。ただし、これで作っていくと半角文字、すなわち、英字と数字が「Calibri本文」のフォントで出てきます。この文字はMS Pゴシックと同時にスライドに出てくると妙な違和感を生じさせます。強調するためにフォントはいろいろ使うのも面白いのですが、最初は全角も半角も全てMS Pゴシックで作るのが良いです（**図7**）。

スライドの文字サイズも条件を決めておくと便利で、しかも、見やすいです。私は、表題（タイトル）を32ポイント、本文を24ポイントに決めています。途中に28ポイントというのを残しておいて、サブタイトルや強調したいときにこの文字サイズを使っています（**表2**）。なお、フォントの置換機能を用いて、最終段階で一括置換する方法もあります。

5,300

（Calibri）

5,300

（MS Pゴシック）

①メニューバーの「表示」を左クリック
②中央左にあるスライドマスターを左クリック
③フォント指定の画面が出る
　下の「フォントのカスタマイズ(C)」をクリック
④英数字用のフォント２カ所をMS Pゴシックに変更、名前は好きなものを入力
⑤右下の保存をクリック、画面上の☒マスター表示をクリック

図７　英字・半角数字をMS Pゴシックで固定する

表２　フォントはMS Pゴシックを選択

用途	フォント
タイトル(32ポイント)	MS Pゴシック
本文(24ポイント)	MS Pゴシック
強調	HG創英角ゴシック HGP創英角ゴシック
ファンキーに強調	HGP創英角ポップ体

・明朝体は20ポイント以下では読みにくい。

行間

行間はスライドの見やすさを決定する重要な要素であると考えています。

普通に入力していくと1行に設定されています。この行間1行のスライドを見ていると、焦って読まないと最後まで終わらないような感じがするのと、同じ行を2回読んでしまいそうになります（**図9・10**）。行間は1・3行が理想的であると思います。

ついでに、スライド上の句読点については、作成者の趣味もあるかと思いますが、コンマ（，）ピリオド（．）のほうが見やすい気がします。いずれにしろ、スライドごとにパターンが変わるのはまずいと思います。

行間 1.0 行の場合

ビジーなスライド

1.0 行のように行間が狭い場合には、なんとなく詰まった感じがしませんか？　このようなスライドを「ビジー」と表現するようです。1.5 行にするとゆったりと読んでもらいたい場合はいいのですが、間が抜けたように感じてしまいます。ということで私は 1.3 行を採用しています。

行間 1.5 行の場合

まとめに適した行間

1.0 行のように行間が狭い場合には、なんとなく詰まった感じがしませんか？　このようなスライドを「ビジー」と表現するようです。1.5 行にするとゆったりと読んでもらいたい場合はいいのですが、間が抜けたように感じてしまいます。ということで私は 1.3 行を採用しています。

行間 1.3 行の場合

読みやすい行間 ○

1.0 行のように行間が狭い場合には、なんとなく詰まった感じがしませんか？　このようなスライドを「ビジー」と表現するようです。1.5 行にするとゆったりと読んでもらいたい場合はいいのですが、間が抜けたように感じてしまいます。ということで私は 1.3 行を採用しています。

図９　スライドの見やすさを決める行間

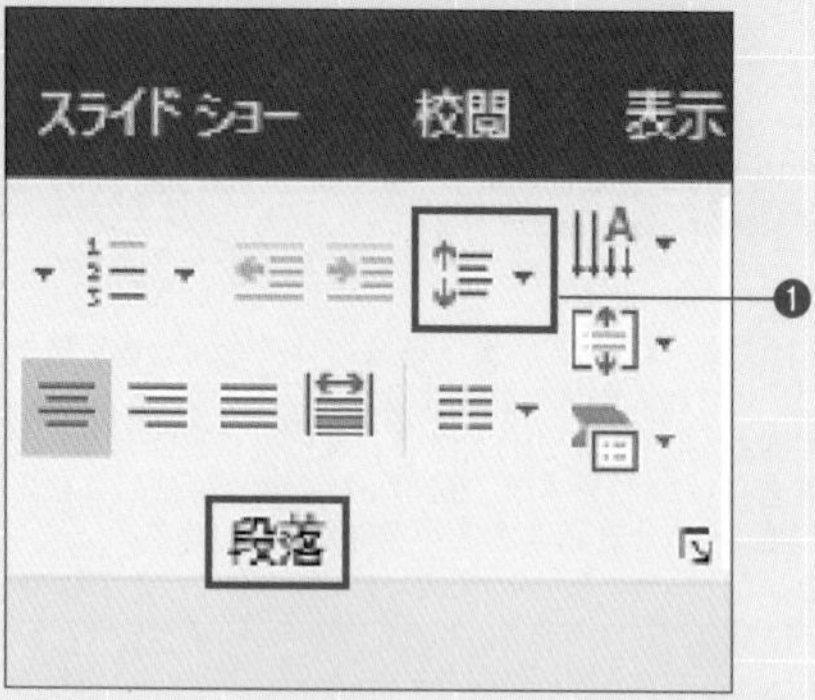

①「ホーム」タブ内の「段落」にある❶を左クリックして「行間のオプション」を選ぶ。

⬇

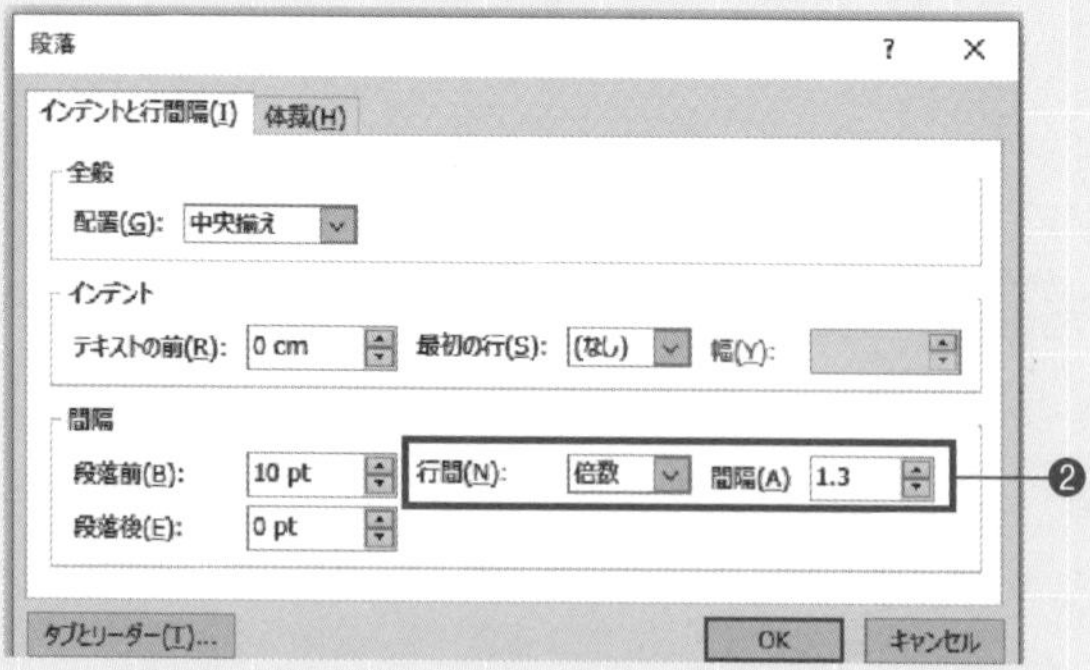

②右下❷の行間はデフォルトでは「1 行」となっているが、「倍数」を選択して間隔(A)欄に「1.3」と入力すれば 1.3 行の設定となる。

図 10　行間の設定方法

表3　文字の強調

ボールド	**ここにある強調方法は**
イタリック	*良さそうな気もするが、*
アンダーライン	かえって読みにくいことがある。
影付き	**この影文字を始めると、 普通のが使えなくなくなる**
色文字	黄色い字もスライドに 2～3 文字なら良いが、続くとつらい！

強調の仕方

文字を強調する場合には、字体を変更するのがファーストチョイスです。太文字や斜体、アンダーライン、影文字などの強調ツールは良さそうな気もしますが、あまり多用するとかえって読みにくいことがあります。また、影文字を使い始めると全部を影文字にしたくなり、収拾がつかないこともあります。色の字も限定して使えば問題ないですが、多くなると読みづらくなります（**表3**）。

強調したい文章があるときには、枠で囲ってしまうというテクニックがあります。特に有用なのは、角が丸になっているものです。十分に文章を入れることができ、しかも読みやすいという利点があります（**図11**）。

中央合わせの場合は問題ありませんが、枠内に左揃えで文章を入れると、左端が詰まった感じがするので、段落の右下をクリックして「インデント、テキストの前」の値を0・6センチぐらいにすると見やすいです（**図12**）。

このほか、シンプルな方法ですが、「！」「？」を文末に入れると強調されます。

アニメーション

アニメーションは本当に必要ならば問題はないですが、多用すると高齢の先生から「眼が疲れる」と叱られます。スライドインを使用する場合、行間や行の最初に注意が必要で、きれいに合わさないと、かえって読みにくく、その欠点に聴衆の印象が残ってしまいます。

行頭をそろえたいときは、「配置」というのをクリックして「左揃え」などを巧みに利用して下さい。

オブジェクトの位置が数字で表示されていますので、これを適当に合わせていきます。

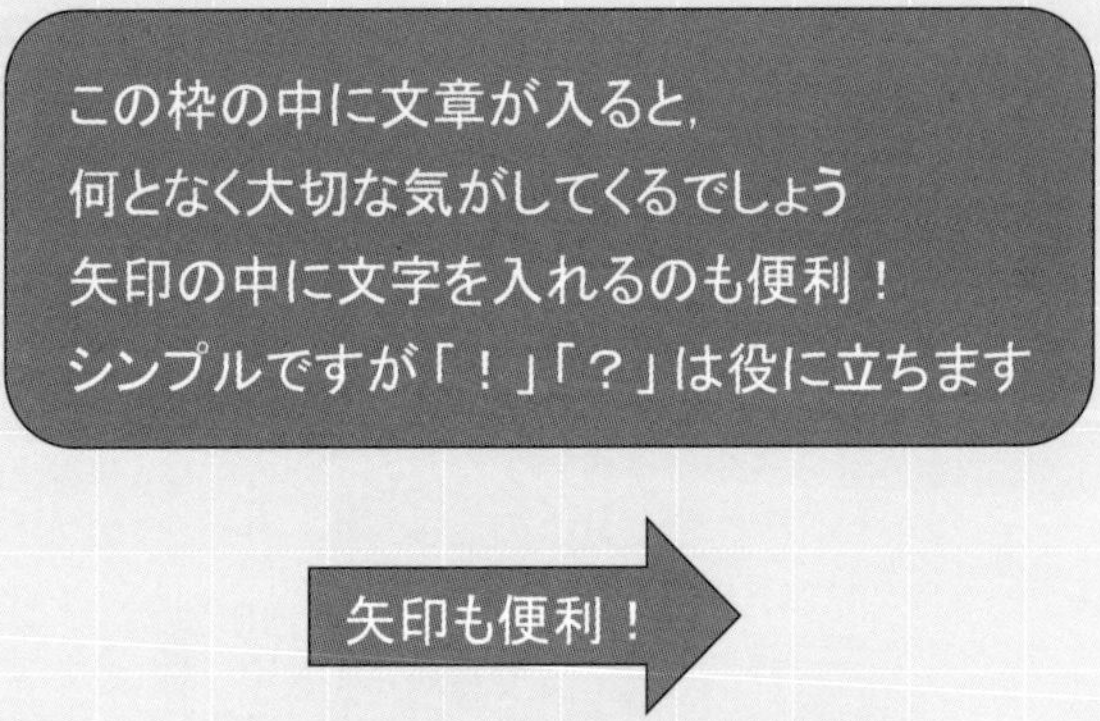

図 11　文章全体を強調（図形描画）

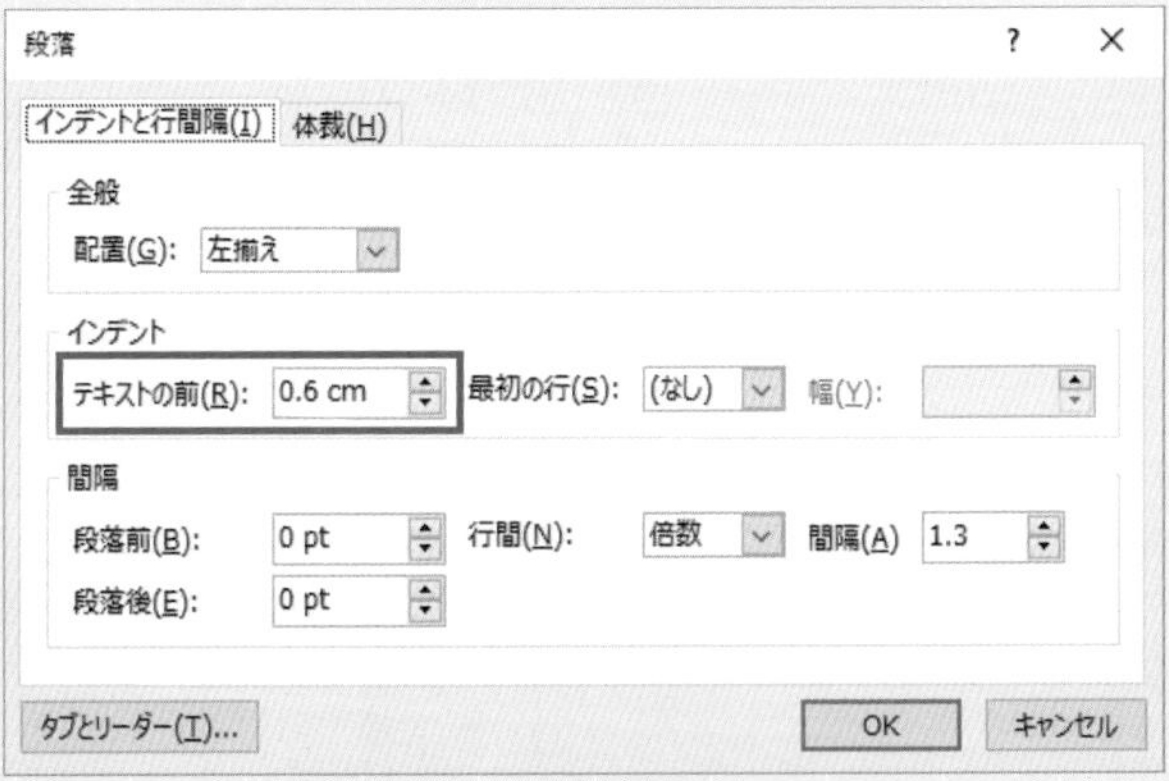

図 12　強調の仕方（2）

スライド番号

スライド番号は「スライド番号／総スライド枚数」の形で右下に入れておくと役に立ちます。講演時間の調節にとても便利であるだけでなく、聴衆も「残り何枚ぐらいかな？」というのを知ることができます。総スライド枚数の入力が必要なので、スライド番号はスライド内容全部が確定してから付けたほうが良いです（**図13**）。

表示の場所は、本人の好みですが、右下が良いように思っています。フォントはＭＳ Ｐゴシックでサイズは14～16ポイントを使っています。

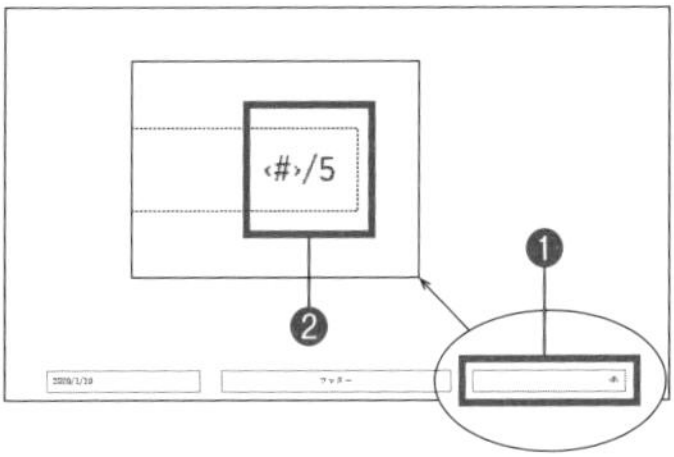

①「表示」を左クリック、スライドマスターを左クリック。
右下の「#」のマーク❶の後ろに追加して「／（総頁数）」を入力❷。

右下隅に移動します。

文字の大きさは14〜16ポイントが適当です。

レイアウトを「白紙」だけにしておくと、この時に楽です。

いろいろ使っていたら、そのすべてにこの操作をします。

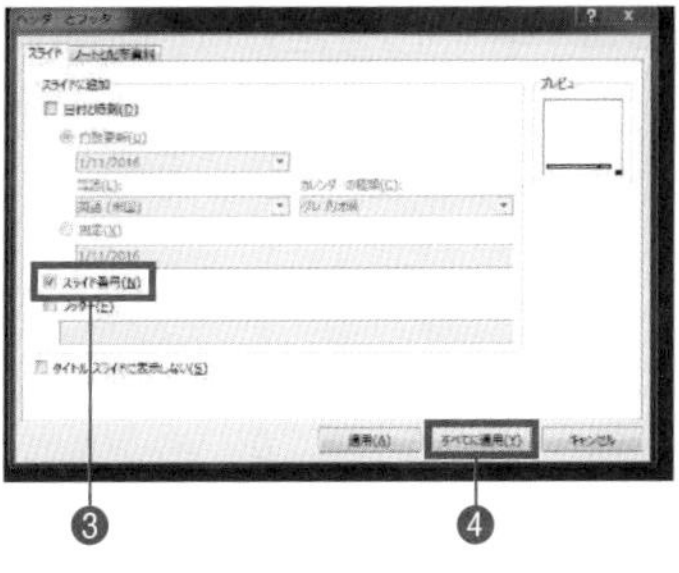

②スライドマスターの画面のまま、上にある挿入を左クリック、ヘッダとフッターを左クリックします。
スライド番号(N)の□に☑を入れる❸。

右下「すべてに適応(Y)」を左クリック❹。

（変更するときは、一度☑をはずして「すべてに適応(Y)」を左クリック。もう一度☑を入れて「すべてに適応(Y)」をクリックする）

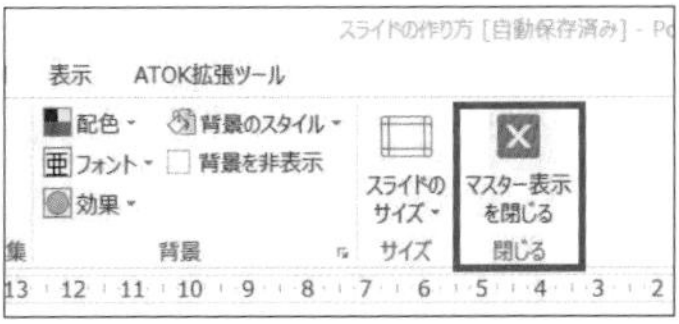

③左上のファイルの右にあるスライドマスターを左クリック。
右の端の「マスター表示を閉じる」左クリックして終了。

図13　スライド番号をつける

使う色に困ったときに，意外なのだが，
この灰色というのがおもしろい
註）温薬・寒薬を示したいときは，表のバックを白にする

五苓散				
桂皮	茯苓	猪苓	沢瀉	蒼朮

図 14　色をつける

色

スライドを作り始めた頃は文字を強調するのに、いろいろな色を使っていましたが、聴衆としては読みづらいことが多く、他のテクニックで強調をするほうが得策です。バックの色を使うとしても全体の構成を考えて4色ぐらいにしておくのが安全です。どうしても困ったとき、文字やバックをグレーにすると引き立つときがあります。

また、漢方の講演では生薬の温薬（温める作用）・寒薬（冷やす作用）・平薬（温度に関係しない）の区別を示す必要が生じます。このときは表をうまく使って、表のバックを白にしておき、文字の色を温薬をピンク、寒薬をスカイブルー、平薬を黒、にすると生薬の効果も示せるためわかりやすくなります（**図14**）。

イラスト

これまでの日本の学会スライドにイラストが少ないのを不思議に思っていました。しかし、最近は学校の参考書にもイラストがうまく取り入れられているためか、スライドにも使用される頻度が増えてきています。イラストの顔を利用して、演者がうれしいのか、困っているのか、悲しいのか、などの感情表現も表すことができます。自分の顔の写真を撮って取り入れるのも面白いでしょうが、イラスト・ソフトのほうがバリエーションも豊富で便利です。ソフトを2つ紹介しますが、中味はほとんど同じです。ロイヤルティーが保証されていますのでどこでも使えます（**図17**）。

『さし絵スタジオ2』（ソースネクスト社）（6700点の素材をもとに自由な組み合わせでカンタンにイラストの作成が可能。インターネットで実際のイラスト制作の動画がアップされていますのでご覧ください。ソースネクスト社のホームページ上で販売中）

『アレンジOK！素材2』（ジャストシステム社）（5700点以上の素材を自由にアレンジでき、パワーポイントに最適なイラスト素材集。ジャストシステム社のホームページ上で販売中）

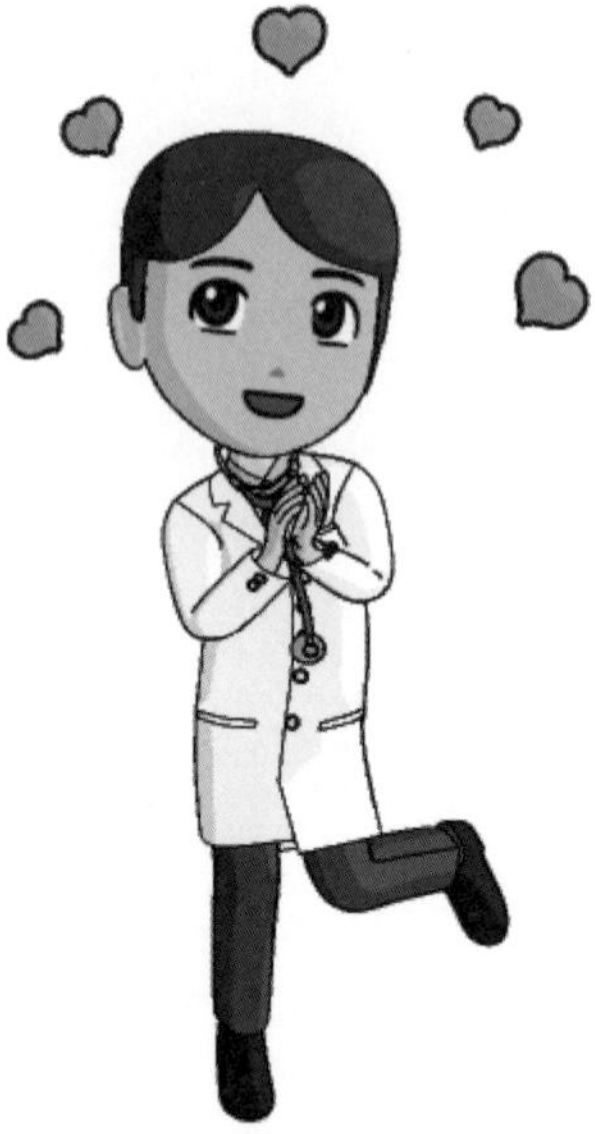

図 17　イラストを入れる
さし絵スタジオ2で作成したイラスト

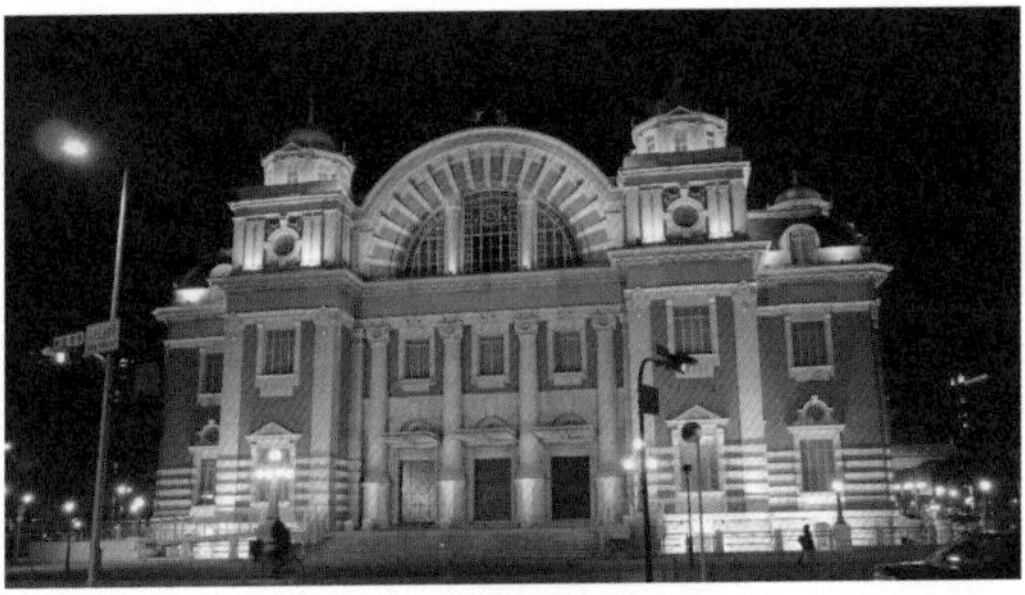

図 18　写真を使用する

タイトルに使ったり、いろいろ作戦があります。問題は容量です

写真の容量とダウンサイズ

写真はタイトルに使ったり、画像所見を示したりするのに必要です。なお、風景や自分の写真をスライドに利用することは問題ありませんが、タレントの写真を虚証・実証などの体型の例として使うと、ときに品位を落としますので止めておいたほうが良いでしょう。

さて、最近のデジタルカメラは鮮明な画像をもたらしてくれます（**図18**）。ただし、そのまま PowerPoint に貼り付けると全体の容量がびっくりするほど大きくなります。容量が大きくなるとスライド原稿を添付ファイルの形にしてメールで送信することが難しくなります（原稿全体の容量サイズを９ＭＢ以下にしておけば、普通のメールで添付ファイルとして送信することができます。

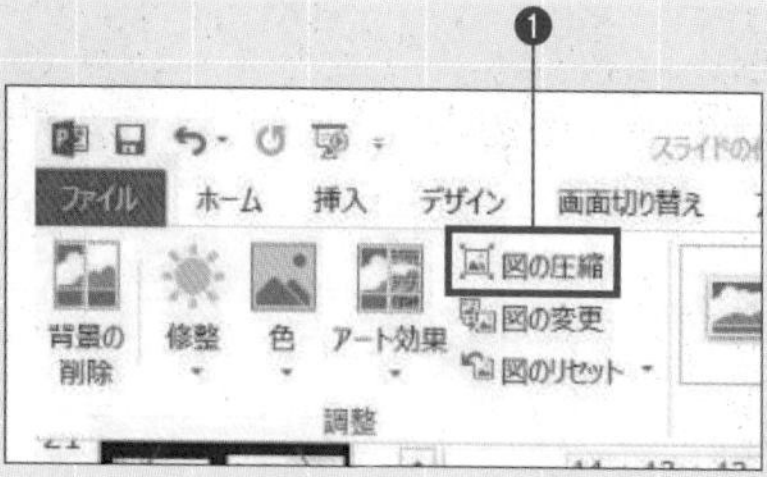

①写真をダブルクリックすると、左上に「図の圧縮」❶が出てくる。ここをクリックしてダウンサイズする

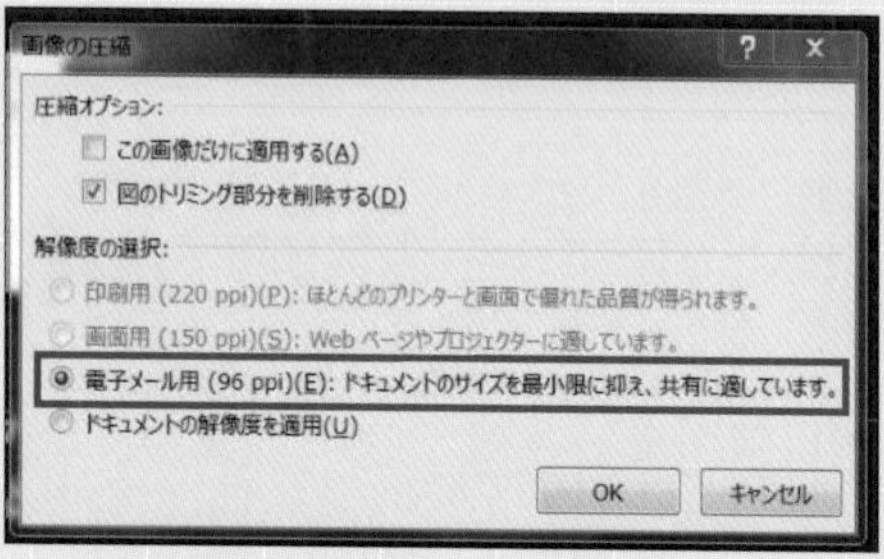

②よほどの写真（舌診・病理組織）以外は電子メール用まで下げても、問題はない

図 19　ダウンサイズ

そのために次のダウンサイズをする必要があるのです）。

ダウンサイズは簡単な操作でできます。写真をダブルクリックして、「図の圧縮」という操作を行います。トリミングという操作で、スライドの範囲以外のところを削除することでもダウンサイズすることができます（**図19・20**）。

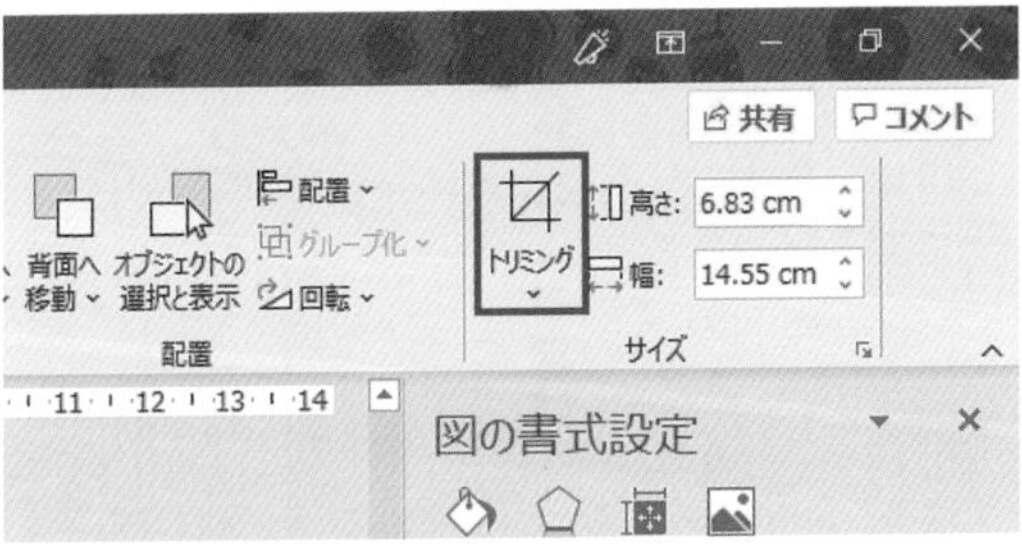

トリミングしたい写真を選択して、「図ツール」の「書式」内にあるトリミングを選択します。

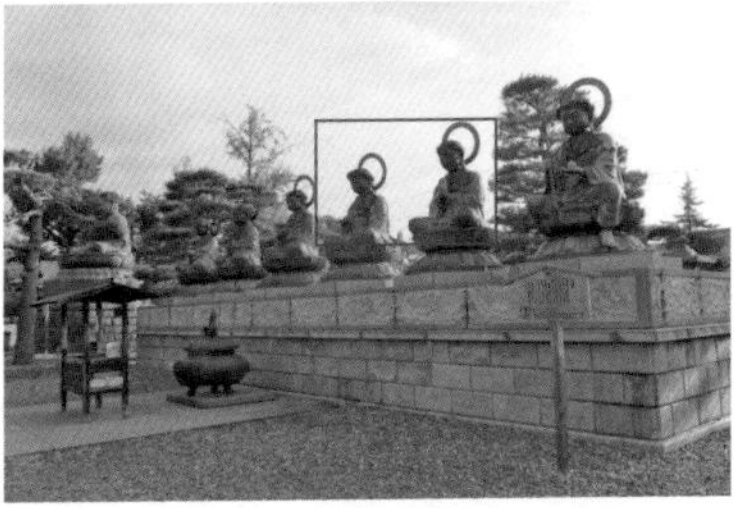

トリミング前

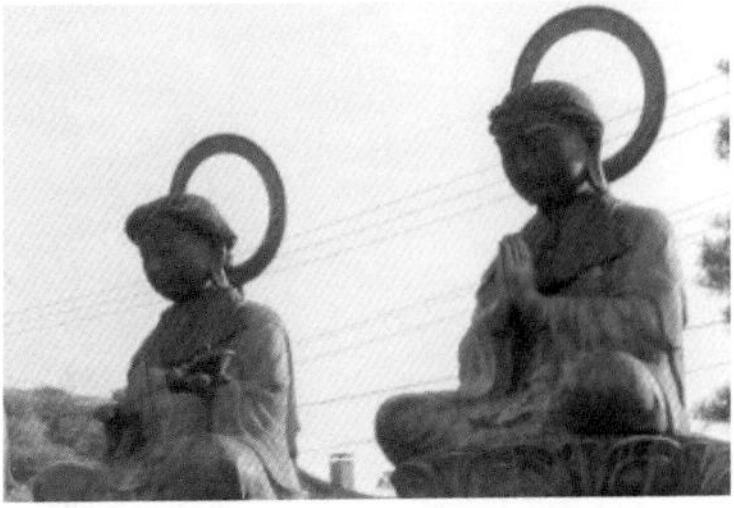

トリミング後

図 20　不要な部分をカットする（＝トリミング）の例

表をうまく使う

スライド中に何回も登場する単語、薬剤は表を使うとコンパクトにまとめられます。特に、漢方医学の講演では方剤に配合されている生薬を提示するのが親切であると考えます（**図21**）。表の中の生薬は縦書きにすると見やすくなります。

漢方番号（おまけ）

これは漢方医学の講演以外では必要ないかもしれません。しかし、漢方の講演では、漢方医学の普及のためにも、ぜひ漢方番号を付けてもらいたいと思っています。ツムラの番号が他社ともほぼ共通で日本の標準になっているようです。ツムラのエキス製剤に存在しない九味檳榔《くみびんろう》湯《とう》（N311）や梔子柏皮湯《ししはくひとう》（N314）のような場合は、そのメーカーの袋に記載のある番号を採用すると良いでしょう。講演によっては、サイド・スライドで講演内容の漢方処方を映

四物湯			
当帰	芍薬	川芎	地黄

四物湯は生薬数は４味で当帰と川芎が温薬、芍薬と地黄が寒薬で構成される

悪い例：表を使わないスライド

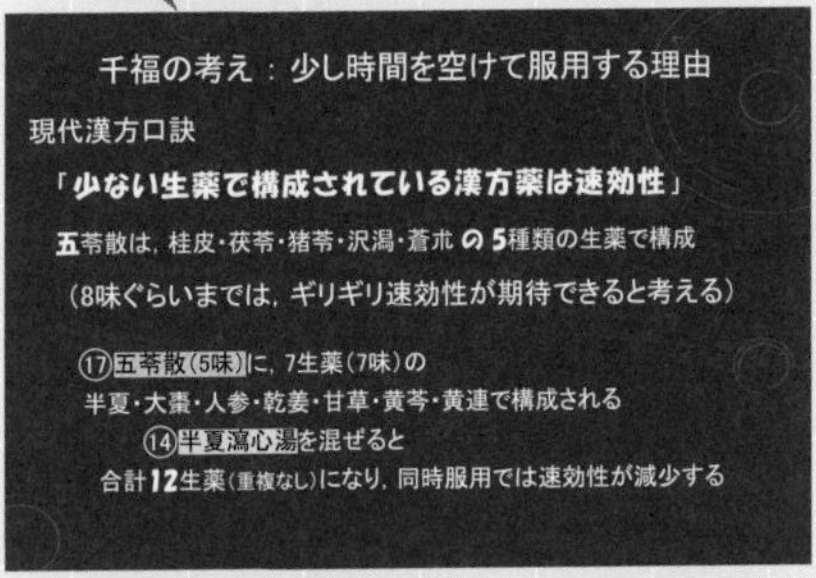

千福の考え：少し時間を空けて服用する理由
現代漢方口訣
「少ない生薬で構成されている漢方薬は速効性」
五苓散は，桂皮・茯苓・猪苓・沢瀉・蒼朮 の 5種類の生薬で構成
（8味ぐらいまでは，ギリギリ速効性が期待できると考える）
⑰五苓散（5味）に，7生薬（7味）の
半夏・大棗・人参・乾姜・甘草・黄芩・黄連で構成される
⑭半夏瀉心湯を混ぜると
合計12生薬（重複なし）になり，同時服用では速効性が減少する

良い例：うまく表と色を使うと…

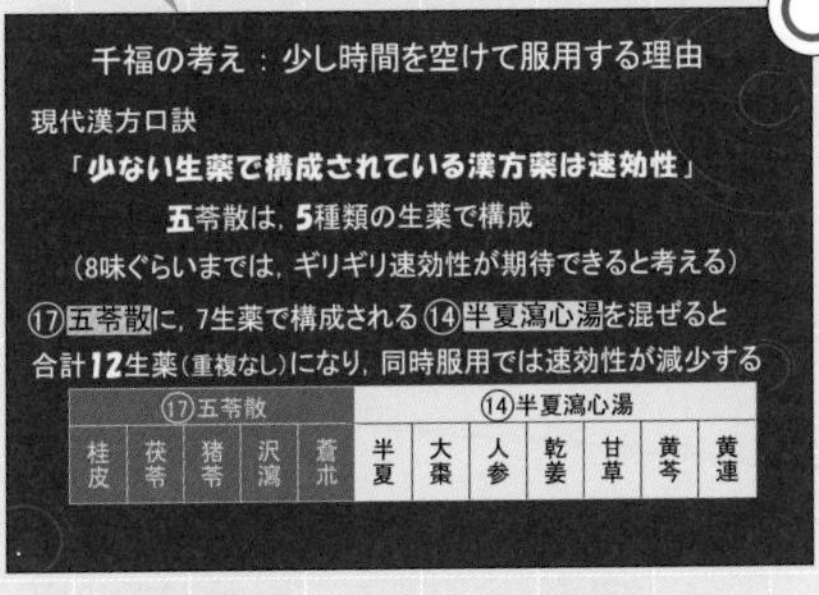

千福の考え：少し時間を空けて服用する理由
現代漢方口訣
「少ない生薬で構成されている漢方薬は速効性」
五苓散は，5種類の生薬で構成
（8味ぐらいまでは，ギリギリ速効性が期待できると考える）
⑰五苓散に，7生薬で構成される ⑭半夏瀉心湯を混ぜると
合計12生薬（重複なし）になり，同時服用では速効性が減少する
⑰五苓散
桂皮 茯苓 猪苓 沢瀉 蒼朮
⑭半夏瀉心湯
半夏 大棗 人参 乾姜 甘草 黄芩 黄連

図 21　表をうまく使う

し出してくれますが、スライドに漢方薬の番号を提示しておくのが親切です。

漢方番号は、○で囲っておくとわかりやすいです。ただし、この操作には芸術的なセンスと微妙なマウス・テクニックが必要となると思っていました。しかし、keyboard の操作テクニックを覚えると意外と簡単なのでご紹介します。

注意：○は「塗りつぶしなし」で作ります。そして、「自動調整なし」にして下さい。この操作をしておかないと、保存したり、添付したりすると、○が勝手に小さくなったり変形したりするので気をつけてください。

[著者紹介]（執筆順）

新見《にいみ》 正則《まさのり》　Masanori NIIMI, MD, DPhil, FACS　外科医でサイエンティスト。趣味は漢方とトライアスロン

1985 年　慶應義塾大学医学部卒業
1993 年～英国オックスフォード大学医学部博士課程留学
移植免疫学で Doctor of Philosophy（DPhil）取得
1998 年～帝京大学に勤務
2002 年　帝京大学医学部外科准教授
2013 年　イグノーベル医学賞
2019 年～公益財団法人愛世会理事長

坂﨑《さかざき》 弘美《ひろみ》　Hiromi Sakazaki　漢方大好き，踊る小児科医♪

1988 年　大阪市立大学医学部卒業
大阪市立医学部附属病院小児科に入局
1991 年～和泉市立病院小児科
1998 年～大阪掖済会病院小児科
2004 年～さかざきこどもクリニック開院

千福《せんぷく》 貞博《さだひろ》　Sadahiro Sempuku　漢方の流派・学派にこだわらず「患者が治れば、それで良い」

1983 年　大阪医科大学　医学部卒業
1989 年　大阪医科大学 大学院医学研究科博士課程　単位を取得中退
1994 年　大阪医科大学　一般・消化器外科 助手
1996 年　高槻赤十字病院　外科医員
1996 年　大阪医科大学　一般・消化器外科非常勤講師
1997 年　センプククリニック　院長
2016 年　大阪医科大学臨床教育教授

©2020　第 1 版発行　2020 年 4 月 20 日

スターのプレゼン　極意を伝授！　（定価はカバーに表示してあります）

検印省略

著者　新見正則　千福貞博　坂﨑弘美

発行者　林　峰子
発行所　株式会社 新興医学出版社
〒113-0033　東京都文京区本郷6丁目26番8号
電話　03(3816)2853　FAX　03(3816)2895

印刷　三報社印刷株式会社　ISBN978-4-88002-596-4　郵便振替　00120-8-191625